JN308570

看護師のための
ビジネススキル

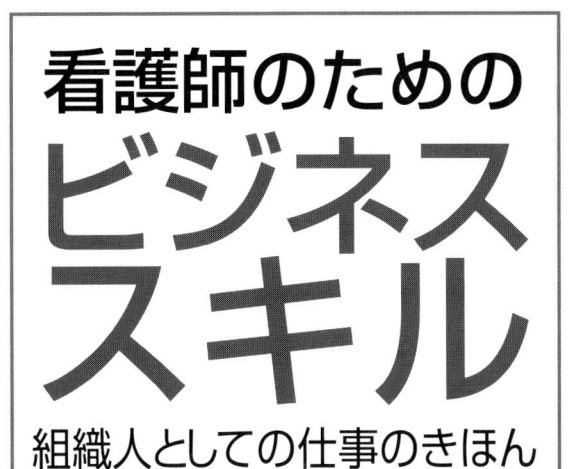

組織人としての仕事のきほん

北浦暁子　大串正樹

北浦暁子
西武文理大学看護学部 客員教授
NKN代表兼エグゼクティブディレクター

大串正樹
西武文理大学看護学部 客員教授

医学書院

著者略歴

北浦　暁子（きたうら　あきこ）

西武文理大学看護学部 客員教授，NKN 代表兼エグゼクティブディレクター
1967 年高知県生まれ。高知女子大学家政学部看護学科卒，日本赤十字看護大学大学院看護学研究科修士課程修了。千葉商科大学大学院政策研究科博士課程単位取得退学。日本赤十字社医療センターでの看護師経験ののち，大学教員，社団法人日本看護協会勤務，継続教育における教育プログラム開発等を経験し，看護コンサルタントとして活動を開始。2008 年，看護コンサルティングファーム NKN のエグゼクティブディレクターに就任。（URL：http://www.nursing-knowledge.net）2009 年 10 月より西武文理大学看護学部客員教授。専門は看護職の人材育成，モチベーションマネジメント，看護管理，看護政策。主な著書に，『プリセプターシップを変える 新人看護師への学習サポート』（共著，医学書院），『看護職者のための政策過程入門』（共著，日本看護協会出版会），『ナースのための管理指標 MaIN 2』（共著，医学書院），『中途採用看護師をいかす！伸ばす！育てる』（共著，医学書院）などがある。

大串　正樹（おおぐし　まさき）

衆議院議員，西武文理大学看護学部 客員教授（Ph.D.）
1966 年兵庫県生まれ。1991 年東北大学大学院工学研究科修了（工学修士）。石川島播磨重工業（現，IHI）勤務ののち，松下政経塾を経て，北陸先端科学技術大学院大学にて博士（知識科学）を取得。その後，西武文理大学サービス経営学部 准教授を経て現在，同大学客員教授。2011 年から自由民主党兵庫県第六選挙区支部長，2012 年 12 月第 46 回総選挙にて初当選。厚生労働委員。専門は，政策過程論，ナレッジマネジメント，サービスマネジメント。主な著書に『ナレッジマネジメント 創造的な看護管理のための 12 章』（単著，医学書院），『ナースのための管理指標 MaIN 2』（共著，医学書院），『看護職者のための政策過程入門』（共著，日本看護協会出版会），『知識国家論序説―新たな政策過程のパラダイム』（共著，東洋経済新報社）などがある。

看護師のためのビジネススキル
組織人としての仕事のきほん

発　行	2007 年 11 月 15 日　第 1 版第 1 刷Ⓒ
	2019 年 12 月 1 日　第 1 版第 7 刷
編　集	北浦暁子・大串正樹
発行者	株式会社　医学書院
	代表取締役　金原　俊
	〒113-8719　東京都文京区本郷 1-28-23
	電話　03-3817-5600（社内案内）
印刷・製本	双文社印刷

本書の複製権・翻訳権・上映権・譲渡権・貸与権・公衆送信権（送信可能化権を含む）は株式会社医学書院が保有します．

ISBN978-4-260-00538-8

本書を無断で複製する行為（複写，スキャン，デジタルデータ化など）は，「私的使用のための複製」など著作権法上の限られた例外を除き禁じられています．大学，病院，診療所，企業などにおいて，業務上使用する目的（診療，研究活動を含む）で上記の行為を行うことは，その使用範囲が内部的であっても，私的使用には該当せず，違法です．また私的使用に該当する場合であっても，代行業者等の第三者に依頼して上記の行為を行うことは違法となります．

JCOPY〈出版者著作権管理機構 委託出版物〉
本書の無断複製は著作権法上での例外を除き禁じられています．複製される場合は，そのつど事前に，出版者著作権管理機構（電話 03-5244-5088，FAX 03-5244-5089，info@jcopy.or.jp）の許諾を得てください．

はじめに──この本の使い方

　看護という職業を選択し、看護にかかわろうとする人にとって最大の関心は、学生時代も、そして看護の仕事をスタートさせてからも、患者に対して質の高い看護を提供することにあるでしょう。質の高い看護のために、どういうところに注意して患者を理解するのか？　どのような行動をするべきか？　私たち看護師はそれを常に自分自身に問いかけながら活動しています。

　しかし、実際の現場で質の高い看護を仕事として実践し、しかもしっかりと成果につなげるには、「一人の看護師として患者に質の高い看護ケアを提供する」という視点だけでは足りません。現場の看護管理者の皆さんが一様に漏らす感想には、驚くほど共通していることがあります。「自分は管理職になる前には、患者に質の高い看護を提供していればほかのことは必要ないと思っていた」「管理職になってはじめて、組織の中での自分を意識して行動することの重要性がわかった」「管理職になる前のもっと早い時期に、組織人として果たすべき役割について知る機会があればよかった」というものです。

　もっと早くから考える機会が必要だった…そんな大切なことを看護職は知る機会を得られないのでしょうか？　それはいったいどんな知識なのでしょうか？　たとえ管理職でなくとも、いえ、管理職でないからこそ、現場で活躍する看護職が身につけておくべき、基本的な専門職業人としての知識や態度、心構えをわかりやすく示したものが必要なのではないか？　それがこの本のスタートでした。

　本書は、すべての看護職の皆さんに必要な、極めて基本的なマネジメントスキルを、忙しい中でも使いやすい形に構成しています。これを自律した専門職業人として身につけておくべき【自己認識力】【思考力】【対人力】の３つの基礎力として整理しました。実践レベルで「仕事で結果を出せる看護師」としての力を発揮するために、何をどのようにすればいいのかという視点から、考え方や行動をまとめています。

　ここに示したことは、ごく基本的な職業人としてのスキルですが、特に管理職ではない看護師の皆さんにとっては、自分のこととして考えたり、自分に必要な知識として接したりする機会がほとんどなかったことではないでしょうか。しかし、これからの看護においては、領域や役職を問わずチームとして成果を出すことが要求されます。それは同時に、職種の壁を越えて課題にとりくみ結果を出す上で、絶対に必要な能力なのです。現場のコミュニケーションの促進、組織としての団結力の向上、モチベーションの向上といった看護管理上の重要な課題の改善、ひいては一人ひとりの看護の実践力のパワーアップにもつながるでしょう。

　同時に本書は、看護管理者の方々に、生きた行動レベルの知識としてマネジメントスキルを核としたビジネススキルを理解していただき、それと同時に無理な

く可能なところからその実践に活用していただく実用書として有用です。それぞれの章は、「仕事を論理的にとらえなおす」「仕事のなかで自分を伸ばす」といったように、実現したいと思う行動の形で表現しました。また、シンプルな表現と多くの図を使うことで、印象に残り活用しやすい形にまとめる工夫をしています。まずはパラパラと開いて、関心のもてるページからスタートするという気楽な使い方をしていただきたいと思います。

　また、施設内教育においては、さらなるステップアップへの岐路に立つ中堅看護師へのリーダーシップ教育の導入として、日常の看護業務を見直す材料として活用していただくこともできます。認定看護管理者教育などの本格的な管理職研修においては、オリエンテーション資料やサブテキストとして活用できます。それによって、研修時の課題作成やディスカッションなどにおいて一層の学習効果が期待できるでしょう。ビジネススキルを、気負いなく具体的な行動として再確認することが可能です。

　いかなる領域の人と一緒に仕事をした時にも、常に成果が出せる自立した専門職業人として活躍するためには、ビジネススキルのシンプルな原則を、しっかりと意識して実践することから始まります。これまで見えなかった新しい仕事のやり方を見出して、一皮むけた看護師が看護現場に新たな活力を吹き込んでくれることに少しでも役立てばと心から願っています。

北浦暁子・大串正樹

「ブックガイド」の難易度表示について

より発展的に学ばれたい方のために、随所に参考図書を紹介しています。それらの図書を選択する際の参考となるように、わかりやすさを以下の3つの段階で表示しています。

💡💡💡	本を読み慣れていない人でも、気軽にすぐ使える簡単な入門書です。
💡💡	少し考えながら読む本ですが、本質が理解できるので応用が利きます。
💡	じっくり読んで教養を深めたい方、指導的立場にある方にオススメです。

目次

part 1　専門職としてのコアスキル

1. マネジメントスキルの重要性　2

2. 3つの基礎力　4
- **1** 【自己認識力】総合的に自分自身をとらえる力 …………… 6
- **2** 【思考力】知識や情報をもとに頭のなかで組み立てる力 …………… 8
- **3** 【対人力】相手や集団との円滑な関係を築いていく力 …………… 10

part 2　【自己認識力】で差をつける

1. 自分を知ってステップアップ　12
- **1** 自分自身と率直に向き合う …………… 14
- **2** 強みと弱みで自分をいかす …………… 16
- **3** 自分を見ているもう一人の自分 …………… 18
- **4** 自分自身のモチベーションを育てる …………… 20

2. 仕事のなかで自分を伸ばす　22
- **1** 改めて仕事の意味を考える …………… 24
- **2** 専門職でありつづけること …………… 26
- **3** ここで差がつく働き方 …………… 28

part 3　【思考力】を鍛える

1. 自分の考えを整理する　32
- **1** まず考える、客観性を大切に …………… 34

v

2	事象のつながりをとらえる「因果関係」と「相関関係」	36
3	図にしてみる	38
COLUMN 1	伝えることのむずかしさ	40
ブックガイド①	論理的な思考のための3冊	41
4	その考えに根拠はあるか	42
5	根拠になるもの・ならないもの	44
6	考えを曖昧にしない	46
COLUMN 2	情報リテラシー	48

2. 仕事を論理的にとらえなおす　50

1	個人の限界	52
2	チームで仕事をする強み	54
3	組織について理解する	56
4	組織とマネジメント	58
COLUMN 3	さまざまな組織とその特徴	60
ブックガイド②	組織論を基礎から学ぶための3冊	61

3. 新しいことを考える　62

1	先入観を排除する	64
2	多面的にとらえてみる	66
COLUMN 4	"思い"と"思い込み"の違い	68
3	異なる価値観に触れる	70
4	アイデアをつくる発想法のいろいろ	72
COLUMN 5	アイデアメモを作る	74
ブックガイド③	アイデアに困ったときに読む3冊	75

part 4　【対人力】を身につける

1. 相手に影響を与える　76

| 1 | 人と人の間にあるもの | 78 |

|2| メッセージはできる限りシンプルに …………………………… 80
|3| めざすものを共有するために …………………………………… 82

2. 対面コミュニケーションの力…その鍛え方　84

|1| 「聴く」を実践する ……………………………………………… 86
|2| アクティブリスニング …………………………………………… 88
|3| 「ほめる」の発想を変える ……………………………………… 92
|4| 「態度」を意識して選択する …………………………………… 94
|5| 対話をつくるポジティブフィードバック ……………………… 96
|6| コメントする力 …………………………………………………… 98
|7| 目からうろこのディスカッション ……………………………… 100
COLUMN 6　モチベーションのことを知る………………………… 102
ブックガイド④ モチベーションに関する3冊 …………………… 103

3. 文書にしてみる　104

|1| 目的を明らかにする ……………………………………………… 106
|2| 文章の構成を考える ……………………………………………… 108
COLUMN 7　タイトルや見出しの付け方…………………………… 110
|3| 書いてみる ………………………………………………………… 112
|4| 基本的なレポート ………………………………………………… 114
|5| 見直す作業が質を上げる ………………………………………… 116
COLUMN 8　資料づくりの気配り…………………………………… 118
ブックガイド⑤ わかりやすい文章を書くための3冊 …………… 119
|6| 電子メールとFAX ………………………………………………… 120
|7| プレゼンテーション ……………………………………………… 124
COLUMN 9　プレゼンテーションの技法…………………………… 126

part 5 看護実践現場の事例からイメージしてみる

事例1 組織のなかで仕事をすること ································· 128

事例2 管理者にしかできない役割を果たす ························· 132

おわりに ··· 136

索引 ··· 137

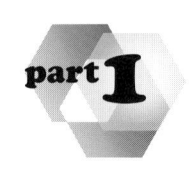

part 1 専門職としてのコアスキル

1 マネジメントスキルの重要性

　患者に集中している視線を、ズームアウトして、看護を提供する際にかかわる人々を思い浮かべてみてください。同僚の看護師たちや看護管理者、医師、薬剤師、臨床検査技師などのさまざまな専門職。事務スタッフ、清掃やメッセンジャー業務担当者、ボランティア、患者家族、面会者、医療現場を行き来する関係業者、学生、教員などもいます。電話やインターネットを活用すれば、会ったこともない遠方の看護師や研究者も、仲間になるかもしれません。

　看護実践現場においては、患者に直接看護を提供する以外に、看護職がさまざまなプロジェクトにかかわる頻度も急激に増加しています。医療安全に関するとりくみや感染管理、患者サービス向上や電子カルテの推進など、組織横断的なプロジェクトに看護職は欠くことのできない存在です。そして、それは今後さらに重要になるに違いありません。

　多様な専門職と連携して成果をあげるためには、ただ高度な知識をもっているだけでなく、それをいかすために自らの行動を変えていく必要があります。このような基本的な仕事のやり方は、領域を問わず共通して求められる能力です。専門職には、専門領域の深い知識とともに、バランスのとれた総合的なマネジメントスキルが求められます。看護職も例外なく、この総合的な能力を身につけておくことが重要なのです。

看護職に必要な世界共通の能力

　国際看護協会（以下 ICN）が公表した「ジェネラリスト・ナースの国際能力基準フレームワーク」[1]には、ジェネラリスト・ナースの能力が「専門的、倫理的、法的な実践」「ケア提供とマネジメント」「専門性の開発」の3つのカテゴリーで示されています。

　わが国の看護界にも、この考え方は大きな影響を与えています。日本看護協会は、新しい教育枠組みにこのフレームワークを活用しています[2]。その基本的な考え方を示したのが次の表です。専門職業としての看護者には、患者に直接看護を提供する「看護の提供」以外の多様な能力が必要であることが明示されています。

1. 専門職としてのコアスキル

表　専門職業人として看護者に必要な能力の全体像

項目			内容
専門的・倫理的・法的実践	説明責任		自己の責任と能力を的確に認識し、実施した看護について個人としての責任をもつ。
	倫理的実践		人間の生命、人間としての尊厳および権利を尊重し、看護者の倫理綱領に基づいて看護を実践する。
	法的実践		医療法、保健師助産師看護師法に基づき、日本看護協会等のガイドラインに沿って実践を行う。
看護の提供とマネジメント	看護の提供	看護の主要原則	専門的知識に基づく判断を行い、系統的アプローチを通して個別的な実践を行う。
		アセスメント	看護過程を展開するために必要な情報の収集・分析と健康問題の判断を行う。
		計画	看護上の問題の明確化と解決のための方策を提示し、問題解決のための方法を選択する。
		介入	利用者へのインフォームドコンセント、直接的看護方法・相談・教育を実施する。
		評価	実施した看護の事実に即した記録作成、実施した看護の評価、計画の修正・再構成を行う。
		コミュニケーションと対人関係	対象となる人々に対して、適切なコミュニケーションと対人関係技術によって治療的関係を築く。
		健康増進	すべての人々を対象として身体的、精神的、社会的に完全に良好な状態に到達するために、個人や集団が自己の目標を確認・実現し、ニーズを満たし、環境を改善し、環境に対処できるよう援助する。
	ケアマネジメント	安全環境	対象となる人々へ安全な看護を提供し、人々が危機的状況にさらされているときは、保護し安全を確保する。
		専門職種間の協働	他の看護者および保健医療福祉関係者とともに協働して看護を提供する。
		委任と管理	他の看護者および保健医療福祉関係者に委譲する場合には、自己および相手の能力と実践可能範囲内の活動を正しく判断し、委任し管理する。
専門能力の開発	専門性の強化		研究や実践を通して、専門的知識・技術の創造と開発に努め、看護学の発展に寄与する。
	質の向上		看護業務の質を評価する際に、妥当性のある根拠を用いて、質の向上のための取り組みに参加する。
	継続教育		常に、個人の責任として継続学習による能力の維持・開発に努める。

出典：日本看護協会 看護教育研究センター ホームページ
http://www.nurse.or.jp/nursing/education/training/plan.html より

---

[1] 国際看護師協会・日本看護協会訳：ジェネラリスト・ナースの国際能力基準フレームワーク．日本看護協会編：平成17年版看護白書．p.170-180．日本看護協会出版会，2005
[2] 日本看護協会 看護教育研究センター ホームページ
http://www.nurse.or.jp/nursing/education/training/plan.html より。

2　3つの基礎力

　専門職業人として看護者に必要な能力の全体像（p.3）には、いくつかの特徴があります。まず、前項で述べた「看護の提供」以外の能力の重要性が明示されている点です。次に、専門的知識や情報を「知っている」「把握している」というレベルではなく、「実践する」「協働する」「参加する」といった行動のレベルで示されていることです。そして、専門職業人という、働くことを強く意識した内容であることも注目すべきポイントです。

　これらの視点を総合すると、さまざまな状況に柔軟に対応し、他の領域の人々と協働して成果を出せる能力が、看護職にとって重要であることが見えてきます。本書ではこれを〈専門職としてのコアスキル〉、【自己認識力】【思考力】【対人力】の3つの基礎力として解説していきます。

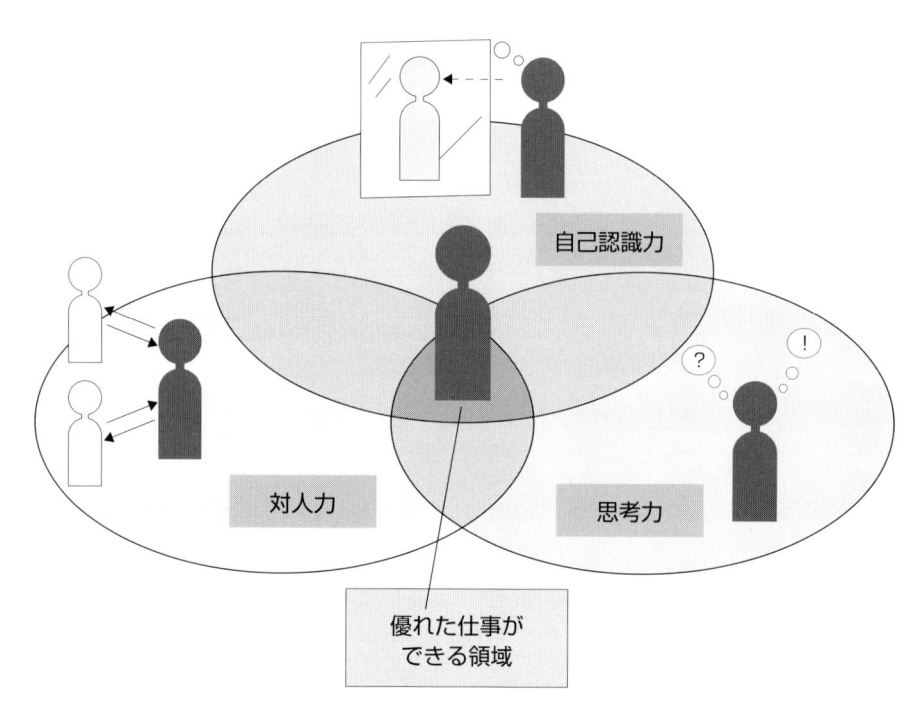

図1：専門職としてのコアスキル

図1に示した〈専門職としてのコアスキル〉とは、専門職に必要とされる基礎的なマネジメントスキルをいいます。【自己認識力】【思考力】【対人力】の3つの基礎力の重なった部分は、バランスの取れた総合的な力を発揮し「優れた仕事ができる領域」です。この重なった部分の面積が拡大するように、それぞれの基礎力を強化していくことが、必要なのです。

　専門職業人として看護者に必要な能力の全体像に示されている3つの領域の能力の中でも「看護の提供とマネジメント」を除く、「専門的・倫理的・法的実践」「専門能力の開発」の2つの能力については、看護の知識や技術の向上だけに関心を集中させすぎると、バランスよく鍛えることが難しくなります。視野が狭くなり、「看護職が行うべき実践は、患者へのよりよい看護の提供がすべてで、それさえやれば十分」と考えがちだからです。実際に「私は管理職になる気はないから関係ない」「一人ひとりの患者さんに良い看護を提供すること以上に大切なことがあるのか」と考える人もいるでしょう。

　しかし、現在の看護実践現場においては、目の前の患者に直接看護を提供する以外に、看護職がさまざまなプロジェクトにかかわる頻度が急激に増加しています。医療安全に関する取り組みや感染管理、患者サービス向上や電子カルテの推進など、組織横断的なプロジェクトに看護職は欠くことのできない存在です。そして今後、そのような場で活躍できる看護の人材の重要性は、どんどん増していくはずです。

　このように、多様な専門職と連携して成果をあげるためには、高度な専門知識と同時に、その専門知識を実際の現場でいかすことのできる基礎的な力の重要性が、ビジネスの場においても強調されてきています。基本的な仕事のやり方は、領域を問わず共通して求められる能力であり、自己認識力・思考力・対人力の3つの基礎力がまさしくその力なのです。専門領域の深い知識とともに、それを実践で活用するバランスのとれた総合的なマネジメントスキルは、看護職も決して例外でなく、身につけておくことが必要なのです。

1 【自己認識力】総合的に自分自身をとらえる力

　自己認識力とは、自分自身を知る力です。これは主に、自分自身の思考や行動を対象化して客観的にとらえる力（＝メタ認知）から構成されています。具体的には、相手との関係のなかで自分の気持ちや行動を客観的に認識するなど、自分の振る舞いを俯瞰で（高所から）とらえる能力です。また、組織で仕事をするときには、自分が何を期待されているのかを察知し、それに対して自分がどこまで応えられているかを把握する能力も重要になります。

　さらに、自己認識力にはセルフマネジメントの力が含まれます。自分自身の状況を理解して、それを適切に管理し調整して、よりよい方向へと進んでいくための力だといえます。

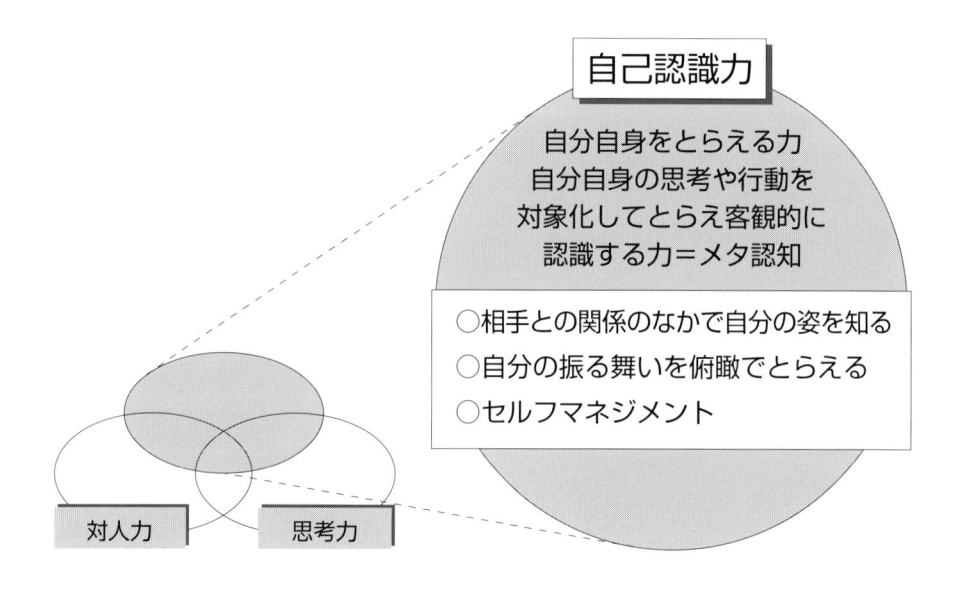

自己認識力

自分自身をとらえる力
自分自身の思考や行動を
対象化してとらえ客観的に
認識する力＝メタ認知

○相手との関係のなかで自分の姿を知る
○自分の振る舞いを俯瞰でとらえる
○セルフマネジメント

対人力　思考力

　組織のなかで仲間を得てさまざまな場面で結果を出すには、自己認識力が欠かせません。自分の立場を把握しつつ、周囲に受け入れられているのか、どのような影響を与えているのかなどを認識し、うまく調整しつつ対応していくことで、仕事においてより高い成果をあげることができるのです。

> **トータルで自分自身をとらえる力
> それが自己認識力**

相手との関係のなかで自分の姿を知る

　相手に対して、自分はどんな感情をもち、それが相手との関係にどんな影響を与えているのか、なぜ自分はそんな感情を抱くのか。自己認識力は自分自身を冷静に分析する力です。特にネガティブな感情にも、ただ反省するのではなく、客観的に自分を知るのです。

自分の振る舞いを俯瞰でとらえる

　自分の行動はほかの組織メンバーから見てどうか、それは病棟全体のムードにどう影響しているのか、自分は組織からどんな役割を期待されているのか。自己認識力によって、組織と自分との関係を分析し、組織のなかの自分を知るのです。
　イメージするのは幽体離脱です。自分の姿を頭上から冷静に見つめているような状況です。激しく怒ったり、ガックリ落ち込んだり、強い感情に突き動かされて行動しているときにこそ、自己認識力が必要です。自己認識力が、激しい感情に振り回される自分を冷静にとらえさせてくれます。

セルフマネジメント

　自分を客観的にとらえて、適切な対応をとるためには、自分をコントロールする方法を知っていることが大切です。自己認識力は自分を知って自分で行動するセルフマネジメントの力をもたらします。セルフマネジメントによって気分転換やモチベーションを維持する思考を実践できることも大きな特徴です。

2 【思考力】知識や情報をもとに頭のなかで組み立てる力

　思考力とは、知識や情報をもとに頭のなかで考えを組み立てる力です。その特性から「理解する・分析する」といった、筋道を立てて推論する論理的思考力と、「創造する・アイデアを出す」などの柔らかい自由な発想の創造的思考力に分けられます。

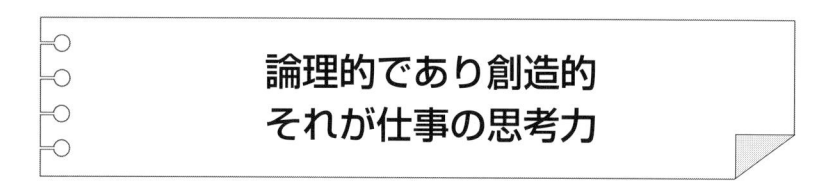

> 論理的であり創造的
> それが仕事の思考力

　「論理的思考力」とは、知識や情報を単に知っていることではありません。実際の現場であれば、記憶している知識をもとに、特定の状況に適応させて考えながら判断することであり、仕事で知識を使うというレベルは、この論理的思考力が発揮されている状況をいいます。つまり、論理的思考には知っていることと考えることの両方が必要なのです。

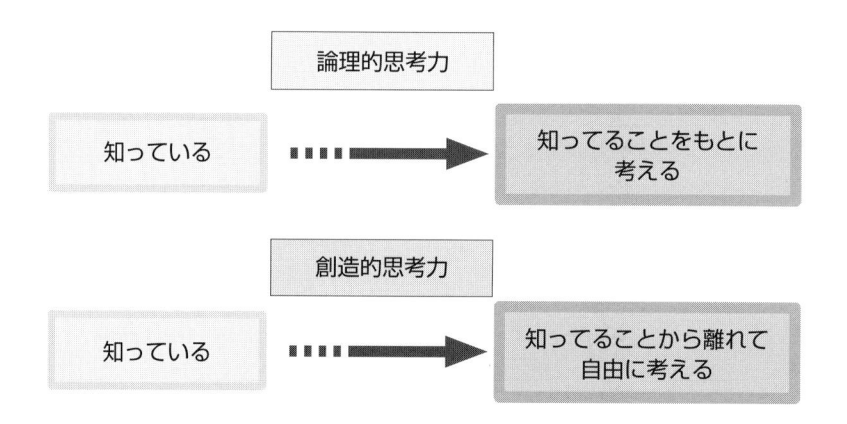

論理的思考力
知っている ┅┅▶ 知ってることをもとに考える

創造的思考力
知っている ┅┅▶ 知ってることから離れて自由に考える

　「創造的思考力」とは、自由な発想から独創的な考えを生み出す力です。実践の現場であれば、先入観にとらわれずに患者の状態をありのままにとらえる力や、新しいアイデアを思いつくことだといえます。そして、この創造的思考力は論理的思考力との組み合わせることで、その真価を発揮することになるのです。
　自己表現の高い能力をもち、同時に自分自身を冷静に振り返る自己認識力をもつ人には、多くの場合、この思考力も十分に備わっています。効果的に頭を使うことができる人は、当然、仕事でしっかりと結果を出すことができるのです。

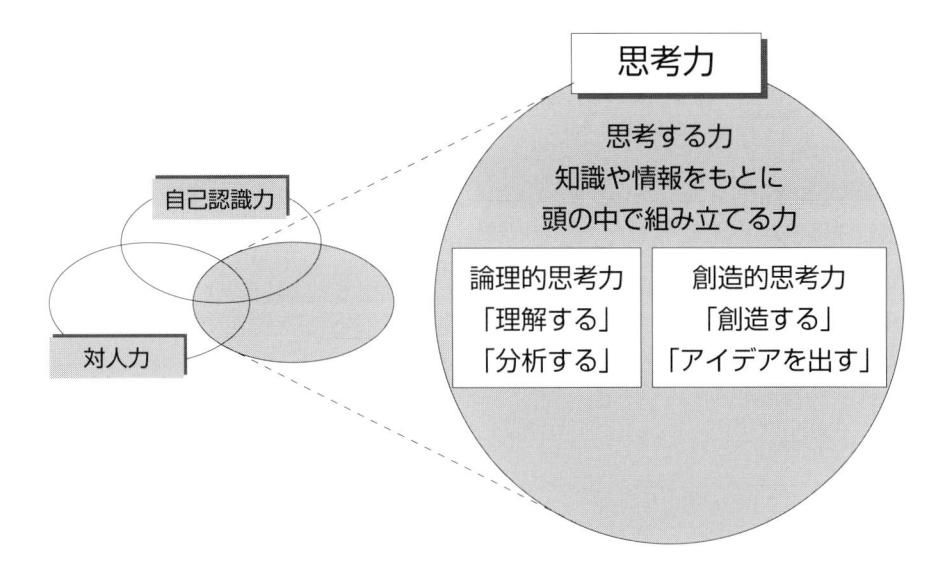

1. 専門職としてのコアスキル

思考力

思考する力
知識や情報をもとに頭の中で組み立てる力

- 論理的思考力「理解する」「分析する」
- 創造的思考力「創造する」「アイデアを出す」

（自己認識力／対人力との関連図）

論理的思考力
理解する・分析する

　優れた看護実践者は、検査値などを単にその値だけで見るのでなく、その患者の状況に合わせて多くの要因を考慮し、柔軟に組み立てなおして判断しています。深く実践的な考察には論理的思考力が働いています。

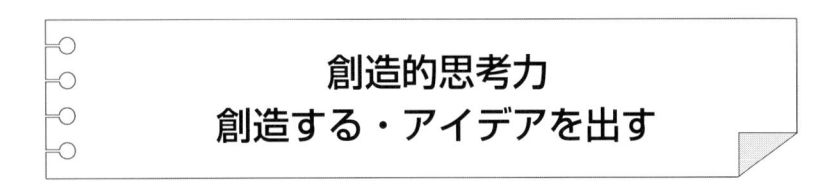

創造的思考力
創造する・アイデアを出す

　ユニークな発想、斬新なアイデアは大切でありながら、強化することが難しい能力です。従来の方法を無批判に継続するだけでは、この創造的思考力は活性化しません。創造的で枠に縛られない柔軟な考え方は、いつもの仕事を、新鮮な目でとらえなおしながら進めることで育まれるのです。

3 【対人力】相手や集団との円滑な関係を築いていく力

　対人力とは、相手や集団との円滑な関係を築いていく力です。人と人との間に作用する必須の能力である対人力の基本は、コミュニケーションです。「聴く・観察する・読む」といった受動的なインプットコミュニケーションと「書く・話す・見せる」などの能動的なアウトプットコミュニケーションに分けられます。

> **バランスよいコミュニケーション能力
> それが対人力**

　インプットコミュニケーションのなかでも、最も使用頻度が高いのが聴くことです。また、相手のやる気を引き出すかかわりとして注目されているコーチングでも「聴く」ことが重視されており、今や「聴く」ことは欠くことのできない重要なビジネススキルです。
　アウトプットコミュニケーションは、誰もが繰り返し課題としてこなしてきています。しかし、相手に伝えるためにはどうすればいいのか？というやり方はほとんど学んでいません。仕事に使える対人力には、正確に相手に伝える能力が必要になるのです。
　コミュニケーションに才能はないといわれます。つまり、練習で差がつくのです。インプットとアウトプットのバランスの取れたコミュニケーション能力を鍛えることは、専門職としての自分自身の可能性を広げることにもなるはずです。

> **インプットコミュニケーション
> 聴く・観察する・読む**

　豊富な知識に基づく理論家でクールな「できる」人。けれど、あの人と一緒に仕事をしても、ワクワクしないし、なんとなく一緒にやるのは気が進まない。そんな人があなたの周りにはいるでしょうか？　受けとめて引き出すインプットコミュニケーションを、そんな人にこそ強化してほしいものです。この能力ははっきりと仕事の結果に影響を与えます。人のやる気がこれで大きく影響を受けるからです。

```
          対人力
      人に対する力
   相手や集団との円滑な
     関係を築いていく力                自己認識力

   インプット      アウトプット
  コミュニケーション  コミュニケーション
   「聴く」       「書く」             思考力
   「観察する」    「話す」
   「読む」       「見せる」
```

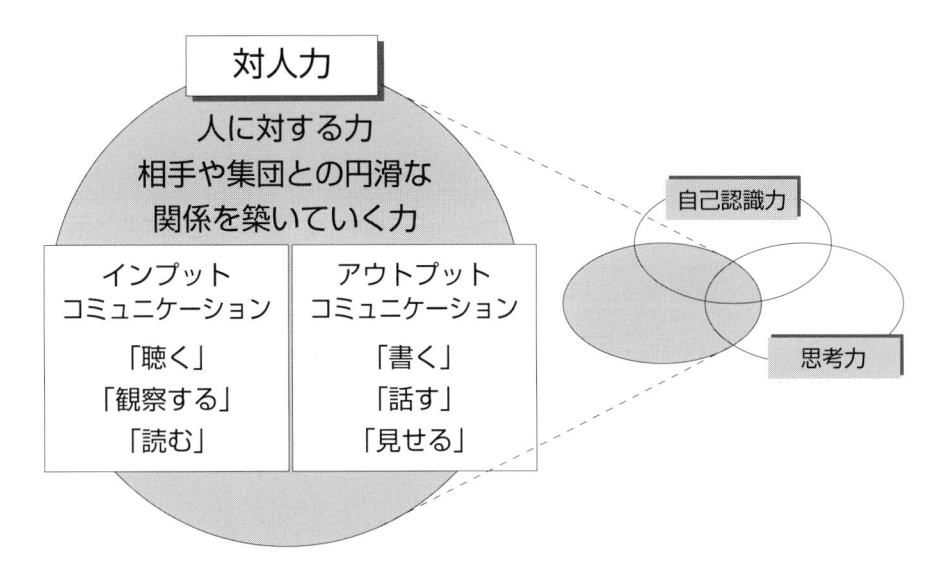

> **アウトプットコミュニケーション**
> **書く・話す・見せる**

　発信する側の送りたいものだけを相手に送りつけるようでは、使えるアウトプットコミュニケーションとはいえません。この能力に優れた人は、聴きたいことを話し、見たいものを見せてくれるはずです。大事なことをわかるように書き、話し、見せることで伝える。それが簡単なようで難しいのです。

【参考文献】
船川淳志：ビジネススクールで身につける思考力と対人力．日本経済新聞社，2002
御立尚資：知識とスキルを結果につなげる 使う力（PHP ビジネス新書）．PHP 研究所，2006
安田正：ロジカル・コミュニケーション．日本実業出版社，2007

part 2 【自己認識力】で差をつける

1 自分を知ってステップアップ

　自己認識力とは、自分自身を知る力です。これは主に自分に率直に向き合って自分を理解する力と、メタ認知と呼ばれる「自分の思考や行動そのものを対象化して客観的にとらえることのできる力」から構成されています。知識が豊富で分析も鋭く、難なくレポートを書いたりプレゼンテーションをこなせたりしても、それだけでは仲間たちとよい関係を築きながら、多くの仕事を成し遂げていくことにはなりません。組織のなかで自分の力を十分に発揮して仕事をするには、自分自身をさまざまな視点からリアルタイムに把握し、分析し、行動するというダイナミックな能力が必要になるのです。

自分を知る力がすべての基礎になる

　自分が今、どのような立場におかれているのか、自分の行動が周囲にどんな影響を与えているのか、それらを敏感に認識し、その場で行動に反映させて対応していく力は、より高いレベルの成果をつかむためには欠かせません。

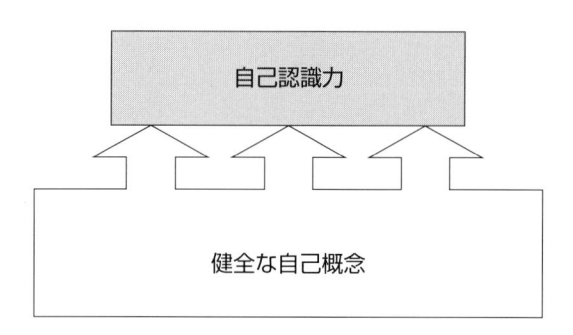

```
        ┌──────────────┐
        │   自己認識力   │
        └──────────────┘
          △  △  △  △
        ┌──────────────┐
        │  健全な自己概念  │
        └──────────────┘
```

　自己認識力は、トータルに自分をとらえる力であり、専門職業人としての基礎的能力のなかでも基盤となる重要な力といえます。そして、この自己認識力は健全な自己概念、つまり、自分自身をどのようにとらえるかという考えによって支えられているのです。

2.【自己認識力】で差をつける

🔍 自己認識力を行動につなげる

　周囲と比較し、他人からの反応を受けとめて、私たちは自分の姿を自分でつくっていきます。その中で、メタ認知は激しい感情を冷静に受けとめることを助け、俯瞰から自分の行動を分析する力となります。組織における役割をしっかりと自覚し、ストレスをやり過ごす方法を理解してから、その先の「行動」する力が何より重要となるのです。

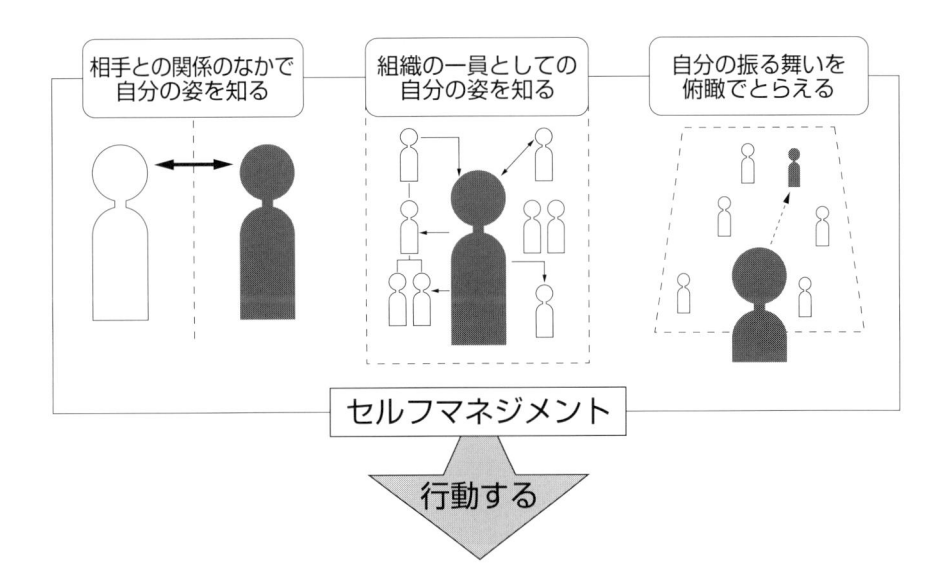

```
┌─────────────────┬─────────────────┬─────────────────┐
│ 相手との関係のなかで │ 組織の一員としての │ 自分の振る舞いを │
│ 自分の姿を知る    │ 自分の姿を知る   │ 俯瞰でとらえる  │
└─────────────────┴─────────────────┴─────────────────┘
              セルフマネジメント
                  ▼ 行動する
```

　職業人であれば組織の一員として活動することが必要です。看護の直接提供それ以外はどうでもいいというわけではありません。看護職にとっても、自分の行動はほかの組織メンバーにどんな影響を与えているか、自分は組織にどんな役割を期待され、組織に対して何ができるのか、組織と自分との関係を客観的に知り、自分自身の行動に結びつけることが必要なのです。

1 自分自身と率直に向き合う

　5年後の今日という設定で、未来の自分の「こうだったらいいな」という姿を具体的に書いてみます。こうして文字にすると、頭の中で考えるだけでは漠然としている人生に対する希望や、普段は意識しなくても、実はこだわっている自分の生き方に対する価値観などが、意外なほどあっさりと表現されます。看護や仕事のことだけを書く人はほとんどいません。家族や恋人との穏やかな時間のことや、お気に入りの家具のある居心地のよい空間や、自由な時間を気ままに過ごす開放感などさまざまな思いが表現されます。

●5年後の○月○日あなたは…

5年後の今日…今と同じ時刻に、あなたはどこで何をしていますか？どんな気持ちでどんな毎日を過ごしていますか？こうだったらという願いも込めてなるべく具体的に書いてください。

　「専門職として質の高い看護を提供したい」「いつかきっと専門看護師になる」「看護だけでなくもっと広い領域で通用する力を身につけたい」そんな看護の専門職としてのアイデンティティやモチベーションはとても重要です。しかし、私たちは24時間それだけを考えているわけではありません。看護師としてのキャリアとともに、ゆったりとペットと昼寝をする時間もとても大切。そういう自分でよいのです。いろいろな側面の自分の姿をありのままに認める。自己認識力を鍛えることはそこからスタートします。

こうありたい自分と今の自分

　未来の自分の姿を想像すると、そこには自分の理想がある程度反映されるので、自分自身を知るきっかけになります。頭の中に思い浮かべるのでなく、紙の上に書き出すので、少し距離をおいて自分自身をとらえることができます。
　自分をとらえるとき、私たちは理想の自分と現実の自分を比較するという方法をごく自然に行っています。理想とする自分と現実の自分の姿がある程度重なっていれば、自分に対する健全な自信をもてます。

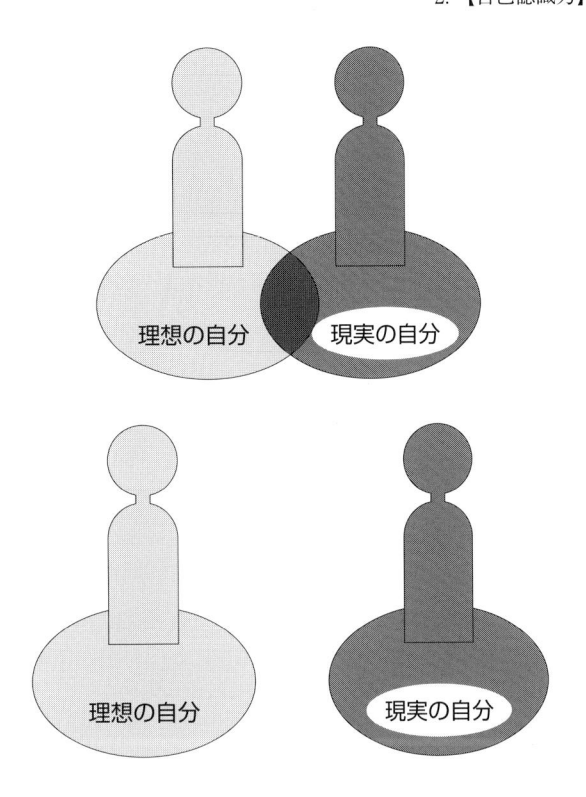

一方で、図の下段に示したように、理想とする自分と現実の自分に距離があれば理想の姿をめざしてがんばろうと思う場合や、「自分はダメだ」という不安や焦りを感じる場合もあります。特に、理想とする自分の姿を「こうでなければならない」と限定してしまうと、理想とは違った現実の自分は受け入れがたいものになり、種々のストレスをかかえることになります。

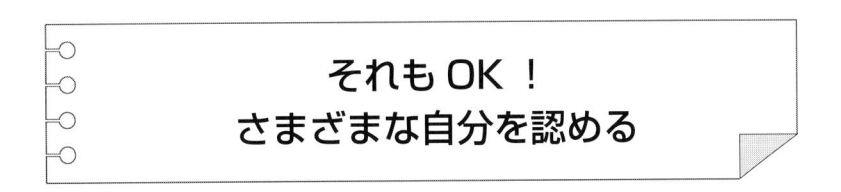

それも OK！
さまざまな自分を認める

理想の自分も現実の自分も、どうとらえるかは自分自身が決めることです。さまざまな自分の姿を「それも OK！」と認めることが大きな力を生むのです。

2 強みと弱みで自分をいかす

現在の自分の姿と理想とする自分を対比させる以外にも、私たちはいろいろなやり方で自分というものをとらえようと試みます。他人との比較や周囲からの反応も、自分の評価に大きな影響を与えます。

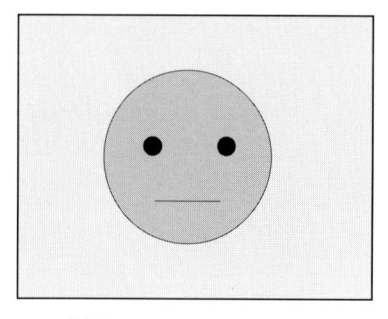

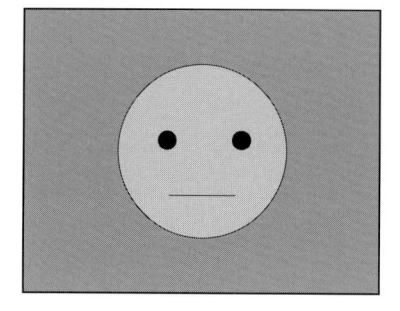

「色黒なのが悩みです…」　　　　　　「色が白くて恥ずかしいです」

たとえば、図のように周囲の色との対比によって、それをどう評価するのかは変わります。まったく同じ色であっても、周辺が薄い色だと「色黒」に、逆の場合は「色白」になるわけです。

私たちの個性に対する評価も、同じように常に揺れ動いています。たとえば、いつもはとても命令的で、同僚のやる気が失われてしまうと評価されているベテランナースが、事故や災害などの緊急事態では、力強い指導力を発揮して「あの人がいてくれて本当によかった」と感謝されることもあるでしょう。

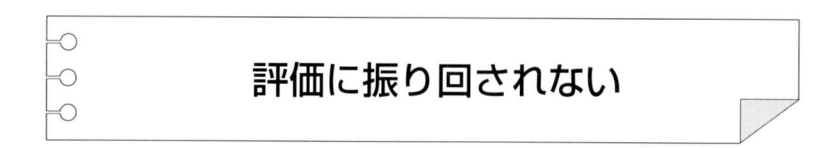

評価に振り回されない

「よい」といわれることが、状況の変化によって「悪い」といわれてしまうこともありますから、どんな状況でもよいと評価されるよう自分を変えようとするのは、はじめから無理なのです。もちろん自分の欠点を修正するという姿勢は大切ですが、自分のことをありのままに受け入れ、周囲からの評価に過度に振り回されないことが、健全な自信を育むよいサイクルを生むのです。

自分の長所や短所を客観的にとらえるといっても、何の工夫もなく今までと同じように頭の中で考えるだけでは限界があります。そこには、客観的にとらえるための工夫が必要になります。

書くことで長所・短所を客観的につかむ

　状況を客観的にとらえて分析する上で「話す」「書く」ことはとても有効です。たとえば、コーチングは質問によって問題解決とその行動化をナビゲートしていくプロセスですが、コーチの質問に対して自分の考えを話すことによって、いろいろな課題が整理されます。このような方法は相手が必要になるので、いつでもどこでも手軽にというわけにはいきません。そこでオススメなのが「書く」ことによって、頭の中身を抜き出して眺めてみるという方法です。自分の長所と短所を、以下のような視点を設定して紙に書き出してみます。

```
＜セット1＞
①自分の長所
②長所によって、これから失敗するかもしれないこと

＜セット2＞
①自分の短所
②短所によって、これからうまくいくかもしれないこと
            ：
            ：
```

　書き出すことで、長所も短所も絶対的なものではなく、状況に依存していることがハッキリと見えてきます。だからこそ、欠点を修正するという考え方に追いかけられることなく、自分の個性をどう使うかという柔軟な考え方が大切になるのです。

長所と短所はセットで眺める

3 自分を見ているもう一人の自分

　自己認識力は「自分をありのままにとらえる力」に、メタ認知という「認知を認知する力」が加わることによって真価を発揮します。メタ認知は、自分自身の思考や行動を俯瞰でとらえると表現されることもあります。イメージとしては、ディスカッションや白熱した会議に参加しながら、そこでの自分の行動をもう1人の自分が上のほうから見ている…そう、まさに「幽体離脱」にたとえられます。

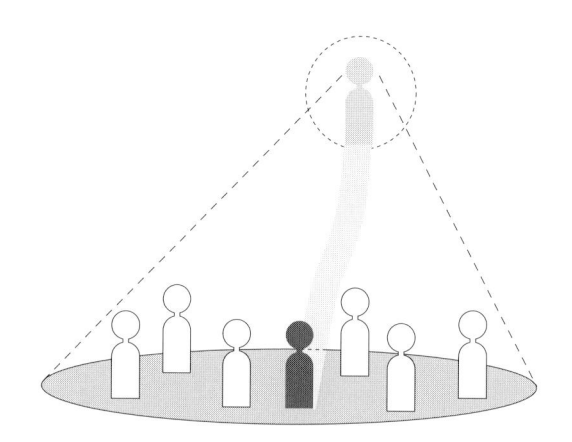

　幽体離脱をしてもう1人の自分の視点に立つと、いろいろなものが見えてきます。たとえば、こんなふうに…

> 　私は一人のスタッフとのやりとりで腹を立てて、大きな音をたててカルテを開き、先ほどからずっとムスッとしています。それが影響してナースステーションは緊張した雰囲気になっています。よくないことだとはわかっていますが、忙しい業務の中で自分だけが気苦労が多いのが納得できません。この姿を見て周りのみんなも少しは私の苦労を知るべきだと思います。

俯瞰で見えてくるもの

　これは自分のネガティブな感情に押し流されている典型的な例です。違う目線から自分のことを客観的にとらえるメタ認知を使い、自分以外の人の感情により深く気づくことでこの感情を上手に処理することができれば、これまでとは違った視点で人とかかわり自分の仕事にとりくむことができるでしょう。

自己認識力はトータルに自分をつかむ力です。自分自身のことを、柔軟に、客観的に、リアルタイムで…と、いろいろに「わかる」ことは、間違いなく組織のなかで優れた成果をあげるための基礎になります。

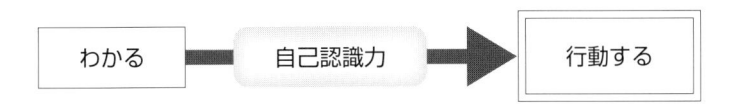

```
[わかる] → 自己認識力 → [行動する]
```

「わかる」という認知を「行動」につなげる原動力にも、自己認識力が大きく影響しています。「きっと自分にはできる」「自分にはその力がある」と、自分自身の可能性を信じられる健全な自己認識力によって、「行動する」というステップを踏み出す大きなエネルギーとなるのです。

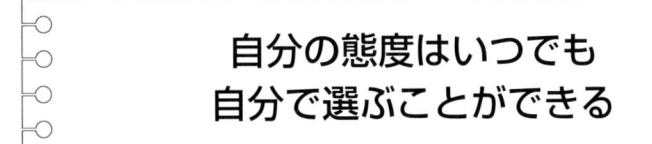

自分の態度はいつでも自分で選ぶことができる

覚えておくべき重要なことは、自分の行動は自分で選択できるということです。職場の忙しさを変えることはできなくても、忙しい現場にあって、自分がどのような態度で過ごすかは常に選択できるのです。

いろいろな視点で自分をとらえてみて、改めてわかることは、自分のことは自分でやらなければ誰もやってくれないし、何も変わらないという当たり前のことです。思い切って、当たり前のことを決心してスッキリしてみましょう。

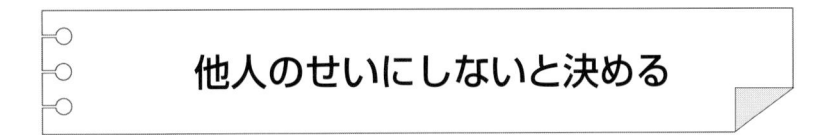

他人のせいにしないと決める

自分のことはすべて自分で責任をもつことを確認します。そうすると驚くことに、誰のせいにもできないということがハッキリとわかります。専門職業人とは、本来そういう自律した人であるべきなのです。

4 自分自身のモチベーションを育てる

　ここまでに書いてきたことを完璧にやらねばならないと思うと、「そんな大変なこと無理だ」と、やる気も失せてしまいます。実際、「これができないとダメだ！」と自分に言い続けて、達成感も満足感も得られない人は多いのです。
　患者の健康上の問題について、「後回し」や「妥協する」ことは、生命に直結する深刻な影響を与えてしまいます。したがって、常に完璧をめざすことは看護業務の基本です。看護職はこれを毎日繰り返していますから、自分自身のことに関しても、完璧をめざすいつもの癖が出てしまいがちです。そこで、完璧をめざす思考の設定を解除しましょう。完璧をめざさないことは、向上心や努力が足りないことではありません。

完璧をめざすことをやめる

　完璧をめざすと、どこかで「無理」とわかっているので、ゴールも曖昧になります。「がんばる」のような曖昧なゴールでは、それを達成したかどうかがわかりにくく、自分をほめることも困難です。最初から100点満点でなく60点をめざしましょう。そして自分だけ（オンリーワン）の具体的なゴールを設定するのです。

自分をほめる仕掛けをつくる

　どんなに些細なことでも、目標を設定してそれをクリアすることは努力しなければできません。簡単なようで難しいことです。小さな目標をクリアした自分をたくさんほめてあげましょう。自分にとっての大きな自信とやる気を生み出すものです。

「大変でもがんばる」「苦しくても投げ出さない」、つらいけれどがんばることをたたえる習慣があります。努力はつらく苦しくなければならないか？　楽しいことは真剣ではないのか？　いずれの答えも NO です。楽しく努力する人はたくさんいますし、そういう人が本当に力をつけていくのです。

　真剣で、かつ笑顔のある環境は大切です。笑顔がコミュニケーションを促進して、日常の小さなストレスを軽減するからです。そんな笑顔のある職場をつくるためにはどうするか…。単純かもしれませんが、もっと笑いましょう。笑顔になる努力を常にすることです。

> やる気が出るポジティブなムード

　楽しい気持ちやポジティブなムードは何もしなければ生まれません。楽しむ姿勢を選択しムードをつくりましょう。

> 忙しさは変わらない…
> だったら、忙しさの中身で勝負

　同じ忙しさであれば、人から依頼されたことよりも自分自身で選択したことによる忙しさのほうがストレスは少なくなります。それは、忙しさの原因となる行動を自分で選択したということが影響します。他人から、「させられること」に対して人は否定的な感情をもちやすいのです。言われる前に「それ私がやります」と引き受けることは決して損ではないのです。

　忙しいときこそ忙しさの中身に関心をもつことが必要です。価値のある忙しさとなるように、忙しさの中身に関心を払うことです。

2 仕事のなかで自分を伸ばす

　専門職業人としての看護師に必要なのは、看護という仕事のフィールドにおいて、しっかりと自分自身をマネジメントすることです。それには、どう仕事と向き合うのかという、具体的な態度を選択する行為が欠かせません。

何のために働くのか？

　仕事とどのように向き合うかは、何のために働くのか、ということを率直に見つめることから始まります。それを広い視点から考えるためには、医療や看護だけでなく日本全体の労働に対する大きな流れを知ることも大切です。
　仕事における組織と個人のあり方は、バブル崩壊を契機として大きく変化しました。自分はその仕事で何を得るのか、何のためにその仕事をするのか、という問いに自分で答えを出し、職業や職場を選ぶという働き方が、多くの人に支持されるようになりました。漫然と仕事をするのでなく、自分自身のなかで仕事の目的を明確にすることが必要です。これを意識して毎日を送ることが、自分を伸ばすのです。

専門職として働くということの重さ

　仕事における組織と個人という関係性と同時に、看護という専門領域の「専門職」としての自覚とプライドをどのようにとらえるかも重要です。自己認識力を鍛えるためにも、私たちがこだわり、ある意味で縛られもする専門職としての特性を知り、それがもつ意味を、しっかりと受けとめることが必要になります。これは仕事をしてはじめて感じることができる責任と、それによる重圧感に現れてきます。
　専門職であることの重さをしっかりと受けとめて、結果を出すことのできる強さに自己認識力は大きく関連しているのです。

日々の積み重ねがすべて

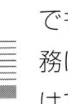

　高い専門性は、はじめから備わっているものでもなく、また突然身につくものでもありません。日々の実践のなかで、積み重なっていくものですから、日常業務に対する姿勢が大切なのです。ある程度、業務に慣れてくれば、惰性でも仕事はできますが、それでは能力の向上もなければ、その前提となる広い知識も身につきません。

　少しずつでも積み重ねができれば、能力が向上するだけでなく、視野が広がり、さらに新たな発見もあります。そして実践の質が向上すれば、その質の高い実践によって改善された状況は、より高い実践へとつながります。このように、日々の心構えを変えるだけで、日常業務が創造的になり、発展的になるのです。それは、もちろん一朝一夕にできるものではないので、日常業務のなかに、あるいは仕事に対する姿勢のなかに、態度として埋め込まれていなければならないのです。

自分を伸ばす仕事のしかた

　ここでは、とにかくこれはやっておいたほうがよいという具体的な行動を記しました。そんな、気合で乗り切るようなことを書かれても…と閉口する人がいるかもしれません。しかし、何度も繰り返しますが、考え方を変えただけでは何の変化も起こりません。行動を変えることが必要なのです。行動の変化は習慣の変化を生みます。さらに、習慣が変化することは、パーソナリティ（人格）にも大きな影響を及ぼします。

　行動を真似る、やってみることは、些細なようで、大きな変化への潜在力をもっています。ぜひ、行動を変えるという変化を自分自身に起こしてみましょう。

　人生の大部分の時間を、私たちは仕事に費やします。行動を起こして何かを変えるか、批評ばかりして行動を起こさずそのまま過ごすのか、選択するのはあなたです。

1 改めて仕事の意味を考える

　看護という仕事の価値に疑問を投げかける人はいないでしょう。社会における役割も重要で、専門の知識と技術をいかせるやりがいのある一生の職業だといわれています。逆に、看護を仕事として選択して働き続けていくことが、自分自身にとってどのような意味があるのかを改めて考える機会は、多くないのではないでしょうか。実際に、新卒看護師の1割近くが就職後1年以内に辞めてしまう現状は、大きな問題となっています。しかしこれが看護だけの現象ではなく、背景にわが国全体の働き方の変化が影響していることを知っておく必要があります。

　バブル崩壊を契機として、日本で長期にわたって続いてきたさまざまな社会の仕組みが大きく変わりました。そのなかでも特に大きく変化したものの1つが労働のあり方です。これまで終身雇用を前提としていた時代から、2005年には「派遣」を含む非正規雇用が全体の3割を占めるまでになりました。これまでの、就職すれば定年まで同じ企業に勤めるという働き方から、自分のめざす方向性や価値観によって、職場も職業もどんどん変えるという流動的な働き方が一気に浸透し、働き方の常識が変わったのです。これは、最近の企業の新入社員の動向にも顕著に現れています。一般企業の新入職員の場合、中卒で7割、高卒で5割、大卒の3割が入社3年以内に会社を辞めていく「シチゴサン現象」と呼ばれる状況が起こっているのです。このような労働流動性の高まりは、相互に拘束し合う雇用から、相互に選択し合う雇用への変化として歓迎すべきものであるともいえます。

> **組織と個人の関係は
> 相互拘束から相互選択へ**

　「1つの組織で働き続ける」ことでなく、「次々と職場や職業を変える」ことが普通の働き方になった今、組織で働くことの意味を、改めて自分自身に問いかけて答えを出すことが必要なのかもしれません。

組織にはさまざまな価値観をもつ人が集まり、それぞれの目的を達成するために行動しています。「質の高い看護を提供したい」「4年後には大学院に進学したい」「いずれは管理職になりたい」「人のためになっていると実感したい」「仕事もしながらゆとりのある子育てがしたい」、働くことで実現したい個人の欲求はさまざまです。

この働く上での個人の欲求とは、そのまま個人のやる気の源になるものです。現在、多くの企業では、賃金や地位といった報酬には制約があるなかで、いかに「この組織で働くこと」を選んでもらい「働きつづけてもらうか」が課題となっています。逆に、組織で働く人は、その組織で働くことの意味をしっかりと考える必要があります。自分が働く目的が見えないと、どのように働くかという選択が難しくなるからです。

自分のために働く

一人前の職業人として職業とどのように付き合っていくのかはとても大切です。趣味ではなく、仕事として看護を選んでいるのですから、他人のためだけでなく自分自身のために働くことが重要なのです。

看護という仕事では、患者のためにという利他的価値観が、とても強く共有されているため、ともすれば自分のことを考えることは悪であると錯覚してしまいます。だからこそ、行動する主体としての自己を、仕事のなかでもしっかりととらえることが大切です。

専門職業人は結果で勝負する

専門職業人は「思い」だけではなく、「結果」で患者に利益をもたらすことができてこそ、その存在に大きな価値があるのです。自分のために働くということは、患者のための結果を出す上でも大きな力になるはずです。

2 専門職でありつづけること

　専門職という意識は、看護を仕事とする人に特別の自信と誇りを与えてくれます。ここでは専門職でありつづけることを仕事として引き受ける責任の重さについて考えてみましょう。
　2003年に示された、日本看護協会の「看護者の倫理綱領」には、第7条に専門職としての説明責任と結果責任に関する考え方が示されています。

> 7. 看護者は、自己の責任と能力を的確に認識し、実施した看護について個人としての責任をもつ
>
> 　看護者は、自己の責任と能力を常に的確に認識し、それらに応じた看護実践を行う。看護者は、自己の実施する看護について、説明を行う責任と判断及び実施した行為とその結果についての責任を負う。
> 　看護者の責任範囲は保健師助産師看護師法に規定されており、看護者は法的責任を超える業務については行わない。自己の能力を超えた看護が求められる場合には、支援や指導を自ら得たり、業務の変更を求めたりして、提供する看護の質を保つよう努める。また、他の看護者に委譲する場合は自己及び相手の能力を正しく判断する。
>
> 　　　　　　　　　　　（出典：日本看護協会「看護者の倫理綱領」）

　専門職の果たすべき説明責任とは、何かをするときに、それを説明するという単純な行為ではありません。実施する看護について、常に説明できる実力と態度を前提として、求められたときには、いつでも説明が可能な状態にあることをいいます。「もう説明しました、本人にもそう伝えたのですが、理解してもらえません」というような言動は、専門職の説明責任に関する基本的理解に欠けているわけです。
　そんなことまで要求されても対応できない。思わずそんな声が聞こえてきそうですが、専門職のあり方として決して厳しすぎるものではないのです。

> **専門職として
> 果たすべき責任を理解する**

看護職の業務は身分法である保健師助産師看護師法に規定されています。法律に規定されて特別の業務ができる権利が守られるというのは、そこに専門職として果たすべき重い責任があるということです。説明責任だけでなく、判断および実施した行為についての結果責任も当然求められます。

　専門職は、これらの責任をどのように引き受けて行動していくかを、倫理綱領という形で自らの行動規範として示しています。「自律」という言葉に特徴づけられるように、専門職は法律等で規定されていなくても自らの行動を律するのです。逆の言い方をすれば、非常に重い責任が引き受けられないのであれば、専門職という生き方を選ぶべきではないということです。

> **専門職であることには厳しく重い責任が伴う**

　看護職は看護基礎教育において、直接的な看護の提供を集中的に学びます。もちろん、専門職の権利や責任についても触れるでしょうが、仕事として看護にとりくむようになると、引き受けなければいけない責任は、学生のときとはまったく違った重みをもっています。この専門職としての責任をどう引き受けるかは大きな課題となります。

> **責任を引き受けて結果を出す**

　現在、医師や看護師の不足が大きな社会的関心事となっている背景として、そのワークストレスに注目が集まっています。高い緊張とストレスのなかで働き続けている医師や看護師の、憂慮すべき労働環境が報じられることも多く、早急に改善すべき多くの課題があります。しかし専門職とは、そもそもストレスのないのんびりした働き方をめざすのでしょうか。患者は医療者に命を預けています。専門職を信じて任せるしかない患者にとっては、そんな仕事をストレスや緊張なしにやらないでほしいと考えるのが正直な気持ちでしょう。このことを、専門職として働く以上は忘れずにいたいものです。

3 ここで差がつく働き方

ここでは、専門職業人として身につけておきたい働き方として、基本的な8つの行動について述べることにします。これを実践するといろいろなことが変わってくるはずです。

> **元気よく相手にわかるように
> あいさつをする**

　元気よく相手にわかるようにあいさつすることは、基本的なコミュニケーションとしてとても有効です。相手との関係性を把握していなくても実施可能です。あいさつすることで、不快感を与えることはありませんが、あいさつをしないことでの不快感は確実に相手の記憶に残ります。そして、相手に気づいてもらえる元気なあいさつは、努力しないと難しいものです。

　あいさつは、新人の頃には結構気を使うものですが、ある程度慣れてくると、まったくといっていいほど気にしなくなります。どれだけ自分の応援団を増やせるかは、専門職業人として重要です。新人看護師ではないあなただからこそ、ほかの人と差をつける印象的なあいさつを身につけましょう。

> **行動するときには
> 組織への貢献を考える**

　「どうせ病院の備品だからいいのよ」「別に私たちが払うわけじゃないから」
　信頼される人とそうでない人の違いはこういう小さなところに現れます。そんなことどうでもいいんじゃない？という気になるかもしれませんが、日常的に細やかなことに意識をもって行動できているかが大切なのです。特に、経費に関しては公私混同してはなりません。

　同様に、自分が何かするときに、それが組織全体に貢献できることかどうかを考えるべきです。たとえば、認定看護師などの個人の資格取得なども、「自分がその資格をとりたいから」という発想しかできない人と、「その資格を活用して組織にこれだけ役に立てる」と考えられる人とでは、自然と応援してくれる人も、与えられるチャンスも違ってくるものです。

創造力を刺激するチャンスを買う

　創造力を刺激するような経験は、仕事のなかだけでは限界があります。仕事の基礎となる力をつける意味からも、異なる価値観に触れて刺激を受けることに投資するべきです。本を買う。セミナーや研修会、学会に参加する。趣味をもつ。「いろいろなことに手を出しすぎでは？」と言う人には言わせておきましょう。

　どんな可能性があるのか、何が役に立つのか最初はわかりません。何か壁に突き当たったとき、何の気なしに買って読まずにおいてあった本から、アイデアが浮かぶこともあります。いざというときのために、チャンスを買って知恵と運を引き寄せたいものです。

人脈を広げる

　研修会で、自己紹介や仲良くなるためのディスカッションの時間が用意されていないと、「ネットワークをつくれなかった」と残念がる人がいると聞いたことがあります。看護職は、自分をアピールしながら人との出会いを発展させるというのが、あまり得意ではないようです。

　一方で、いざというときに力になってくれる人脈を不思議なほどもっている人がいます。顔が広いとか友達が多いというレベルでなく、まさしく人脈という資源をもっている人です。そういう人を丁寧に観察すると、人と会うだけでなく、つながりをつくるためにさまざまな努力をしています。現場での仕事だけで終わって、人とのネットワークを広げるという努力をしない限り、どんな業種であっても人脈は広がらないものです。

・学会や勉強会、研修会には名刺を持って参加する
・話してみたいと思った人には自分から声をかけて自己紹介する
・ほかの参加者だけでなく主催者や講師にも自分からアプローチする
・名刺を渡した人のなかで「この人！」と思う人には、手紙やメールで後日改めて連絡を入れ、もう一度会う機会をつくる

　これを実践すれば、1回の研修参加で何人もの人とのネットワークが得られるようになります。人という財産を得るチャンスは自分からどんどん作りたいものです。

誰に対しても平等に接する

　仕事を始めて間もない頃には、顔を合わせるすべての職員が先輩で何でも知っている人のような気がします。新人のときは、そんな思いですべての人にかかわっていたはずです。しかし、同じ職場である程度働きつづければ、次々と後輩ができ、職員のさまざまな立場がわかっていろいろなことも見えてきます。また、職員以外にも患者やその家族などの多くの人とのかかわりも増えていきます。そうなったあなたは、誰に対しても平等に接するように意識して行動できているでしょうか。

　病棟師長にあいさつをするときと、今年入った新人看護師からのあいさつを受けるときの態度が、ほかのスタッフから驚かれるほど豹変していませんか？　誰に対しても同じ態度で接することができる人は、どんな違いがあっても人を尊重することのできる人です。そういう人についていきたいと思うのは当然の気持ちですし、その裏表のない態度を周囲の人間は驚くほどよく見ているものです。

いわれる前に自分から率先して引き受ける

　教育担当や業務改善の担当、記録監査の委員やマニュアルの見直しの係…日常の看護業務がとにかく忙しくて大変なのに、「これ以上私に何をやれと言うの！？」「で・き・ま・せ・ん！！」そう返事したいのが正直な気持ちでしょう。

　この忙しいなかで、自分だけが「また何か頼まれる」と納得いかない人こそ、それをチャンスに変える気持ちで、自分から「それ、私がやります！」といってみるのです。どうせ引き受けないといけないなら、自分から行動を選択するほうが「やらされた」という感覚が少なくストレスも低いのです。そして自分で決めたからには、気分一新、割り切って、気持ちよく一生懸命にその仕事に力を注ぎましょう。

　いわれたこと・指示されたことをやるだけなら、誰でもやっていることです。いわれる前にやる！そう決めて実行することは、自分だけが損をするように思えますが、いずれ自分のためになるのです。同じ仕事をするなら、自分で決めるという前向きのかっこよさをめざすのも悪くはないはずです。

常にまわりの人に感謝の気持ちを表す

　何かしてもらったときに、まわりの人に本気の感謝の気持ちを表せる人は立派です。新人の頃は、誰かに何かを依頼することはとても大変です。自分よりも先輩に、予定に入っていない緊急の処置をお願いしたり、苦手な医師に患者さんが繰り返す要望を伝えたりと、「どうかどうかお願いします」そんな祈るような気持ちで、何かを依頼することもあったはずです。

　しかし、勤続年数を重ねていくと、苦労せずにいろいろと依頼できる立場になります。管理職になればなおさらです。びくびくするような思いをしなくても、簡単に依頼できる立場になると、どうでしょうか？　それをやってもらったときに、当然という顔になっていませんか？　あなたの依頼に応えてくれた人は、たとえあなたがすっかり忘れたとしても、あなたがどのような感謝の気持ちを表現してくれたかをけっして忘れてはいません。

　専門職業人としてすばらしい仕事をしている人を、注意深く見てください。尊敬されるのは高い知識と技術だけではありません。周囲の人に心から感謝できる人としての器の大きさが、あらゆる人の尊敬を集めているのです。

言い訳をしない

　言い訳をするのは簡単です。逆に、どんなときにも言い訳をしないというのはとても難しいことです。あなたの周囲にいる「この人は本当にプロだなあ」と思う人をよく見てください。見事なほど言い訳をしていないはずです。「そんなことまで…それは私たちのせいじゃないよ」そう思うようなことにでも、誰よりも真剣にとりくんで自分を向上させる材料としています。

　言い訳をしないということは、いろいろと理不尽なことに目を閉じて、何でも認めるということを意味するのではありません。戦うときは戦い、主張するときは主張する。そして、言い訳はしない。専門職の仕事のあり方がここにあります。

part3 【思考力】を鍛える

1 自分の考えを整理する

　人に何かを伝えたいと思うなら、まずは、その考えを整理しなければなりません。組織では、仕事がスムーズに進むように、情報を発信する側が自分の考えを、相手の理解しやすい形に整理して送ることが必要です。相手が理解できない、あるいは間違って理解してしまうのは、ほとんどの場合伝える側の責任です。伝えたいことを伝えられなければ、人に影響を与え目的を達成することはできません。相手の理解をはかるために、情報を絞って単純にする、情報を付加するという2つの能力が職業人の思考力です。

考えはシンプルにするほど伝わる

　考えには、さまざまな要素が入り込んでいます。自分にしかわからない過去の経験と結びついた考えもあります。しかし、それでは自分以外の人に考えを理解してもらうことは困難です。考えを整理するということは、まず無駄な要素を省くことで、その考えのなかに論理的な関係性を見つけ出すことなのです。
　論理は誰もが共通して理解できるものです。たとえば、「2＋2＝4」は数字と記号ですが、世界中の人々が理解できる表現です。これは誰もが数字を知っている上に、「＋」という記号が、その前後の数値を合算するという意味を共通して理解しているからです。このような論理性を見出すことが重要なのです。

無駄を省き単純化する

　考えを伝えやすくするために、図示する方法があります。因果関係を文章で示すよりも「原因→結果」という単純な図式を使い、必要な情報だけを拾い出して見せることで説得力が格段に向上します。一目しただけで何が大事なのかがわかるからです。また、図示するためには、その因果関係を正しく理解する必要があるので、自分の考えを整理することにもなります。

違った視点から因果関係をとらえたり、資料などの根拠を示したりすることも、説得力を増す上で効果的です。それは無駄な言葉を付加するのではなく、相手の理解を助けるものでなければ意味がありません。既存の事例を示すなどもよいでしょう。複雑な図や難しい資料を添えると、逆に相手を混乱させることになります。したがって、これらは必要最小限に使ってこそ効果的なのです。

因果関係を整理する

相手に伝えた後で、自分で「なぜ？」と問いかけてみましょう。単に「思った」だけでなく、そう思うようになった理由があるはずです。それが大切なのです。常に伝えたいことの理由を考えて思考力を鍛えていきましょう。「○○だと思う」の後に「それは△△だから」と考えることを日常化することによって、論理的な思考のパターンが身につくのです。

徹底的に「なぜ？」と問いかける

根拠のない考えでは、相手やまわりの理解を得られません。何度も「なぜ？」を繰り返して問いかけることによって、本質的な問題を見つけることもできるはずです。そうすることによって思考に創造性が備わっていくのです。

1 まず考える、客観性を大切に

　組織で働くとは、常に誰かと一緒に仕事をするということです。1人の作業であれば自分で考えて、それを実践すればよいのですが、組織では「考える」ことと「伝える」ことはセットになっています。ではどうすれば、自分の考えをうまく相手に伝えられるのでしょうか。

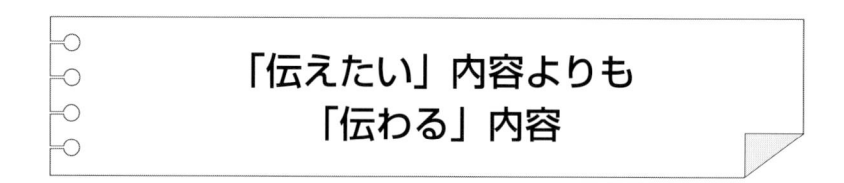

> 「伝えたい」内容よりも
> 「伝わる」内容

　どのように伝えるかの前に、その伝えるべき内容が問題になります。わかりやすく内容を整えれば、伝え方が多少下手でも伝わるものです。

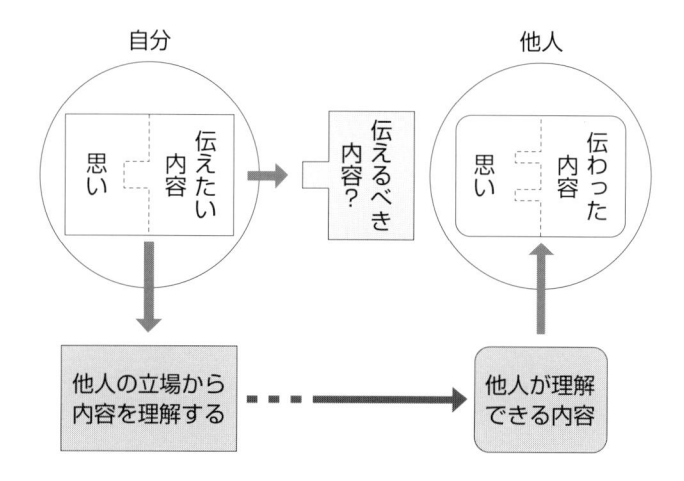

　人に何かを伝える場合、「伝えたい」思いばかりが先行すると、その思いに共感していない相手には伝わらなくなります。
　このような場合、伝えたい内容を客観的に、つまり他人の立場から理解し直す必要があります。「伝えたい」思いが強ければ強いほど、内容は主観的になるからです。すなわち他人の立場から物事を理解し直すということは、自分自身の「思い」を冷静に考えることになるのです。

> 「思い」を冷静に考える

伝えたい内容に対して「よい」とか「悪い」といった判断が伴う場合があります。その場合はさらに踏み込んで、なぜよいのか、なぜ悪いのかという理由を客観的に考えてみると、物事の長所や短所が見えてきます。
　すると何が大事な情報で、何が不要な情報なのかがはっきりします。無駄な情報を排除することができれば効率よく相手に伝えることができるでしょう。

無駄な情報を排除する

　どんなに上手に伝えることができても、内容のすべてを伝えることはできません。大切な部分を伝えるために、無駄をそぎ落とす必要があるのです。
　そこから先は相手の受けとめ方が大きく作用します。相手がどんなことで困っているのか、どんなことを知りたがっているのかという視点に立って伝えれば、相手の興味もわいて理解しようという姿勢を引き出せるでしょう。

相手にとって何が大切かを考える

　結果的に、受け手はメッセージに自分自身の思いを組み合わせることによって、自らの理解とします。伝える側の意図と異なる理解をされる場合もありますが、受け手がどのように理解しているのかを話してもらうことによって確認もできますし、対話によって新たな発見もあるはずです。
　客観性を大切にするとは、まさに自分の立場を越えて、自分自身を見ること、そして相手の立場になることを意味しているのです。そこをしっかりと考えてから行動する姿勢が組織人として求められているのです。

2 事象のつながりをとらえる「因果関係」と「相関関係」

あらゆる事象はさまざまにかかわり合って存在しています。原因と結果からなる因果関係は、事象のつながりから思考を展開する基本になります。
因果関係を使って複雑な出来事を整理すれば、何が起こっているのかが明らかになるからです。

結果には必ず原因がある

どんな事象（結果）にも原因があります。原因がなく突然結果が現れるということはありません。したがって、結果を理解してその原因にまでさかのぼることは、考えを整理する上でとても重要なのです。
結果がよければ、原因となった行為や事象を特定して、これを再現するために何をすればよいのかを考える必要があります。逆に、悪い結果であれば、その原因を特定して、再発防止のための注意喚起を行う必要があるわけです。結果に対してどのような原因があったのかを常にセットで考える必要があるのです。

因果関係と相関関係を混同しない

原因には、さまざまなものがあります。その一般的なケースとして、特定の人間の行動が原因となる場合があります。患者の行動や看護師の行動が、それぞれに目的をもって結果にいたる場合もあれば、無意識や不注意が予期せぬ結果を生み出す場合もあります。
また状況や環境の変化が原因となる場合もありますし、ほかの複数の要因が結果に影響している場合もあります。このように1つの主たる原因が特定できない場合は因果関係ではなく、それぞれの要因と相関関係があるといえます。
因果関係だと思い込んでいても、実は単なる相関関係である場合、そこから導き出された解決策には十分な効果はありません。

原因だけを深追いしない

　原因が特定の行動のように見えて、その行動を起こすきっかけが別にある場合もあります。つまり原因には、その原因を引き起こすさらなる原因が考えられるということで、根源的な原因や引き金となった状況の変化、さらには行為そのものに影響を与える要因まで、さまざまな場合を考えなければなりません。

　さらに原因と結果の両方に影響を与える「交絡因子」が存在する場合もあります。むしろ、社会現象や自然現象は複数の交絡因子が存在すると考えるほうが自然です。

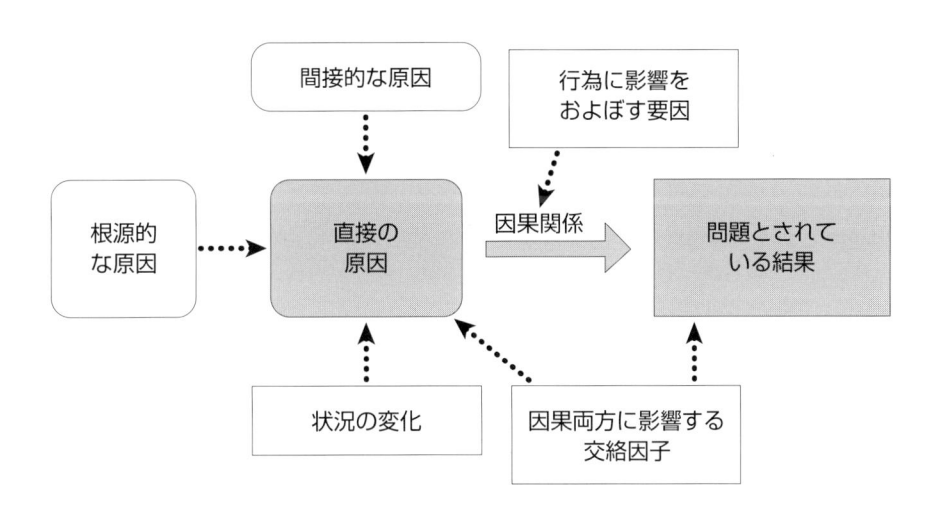

```
                間接的な原因        行為に影響を
                                    およぼす要因
                    ↓                   ↓
  根源的な原因 ┈→ 直接の原因 ══因果関係══▶ 問題とされている結果
                    ↑   ↖              ↑
                状況の変化   因果両方に影響する
                            交絡因子
```

因果関係のポイントを絞る

　何かミスがあった場合、その間違った行動が問題なのか、あるいは間違った行動を起こす判断に問題があったのか、あるいは間違った判断を誘発する日常的な要因があったのかなどを考えると、問題の本質が行動そのものではないことが明らかになるでしょう。相関関係にあるさまざまな因子を整理した上で、因果関係のポイントを絞ることもまた、考えを整理する上で重要なのです。そこで欲張って、いろいろな関係性を考えると、本質が見えにくくなったり誤解が生じたりするからです。

3 図にしてみる

　因果関係を整理していくと、その結果が次の事象の原因になっている場合が多々あります。あるいは逆に、原因のさらなる原因が見つかって複雑な相関関係が見えてくると、単なる因果関係で片付けられなくなる場合もあります。つまり物事は時間のなかで、さまざまな相関関係を取り込みながら因果関係を繰り返しているのです。

> **物事は因果を繰り返す**

　物事には因果関係で関連づけられた流れがあります。それらは口で説明するよりも、一連の流れがわかるような図として示すことが効果的です。言葉以上に、図に含まれるメッセージは多いのです。

> **まず全体の流れをつかむ**

　まずは、大きな全体の流れをつかむことが大切です。最も伝えたいこと、話の骨格になっていることを明らかにするのです。それは場合によっては、ループになっていることもあります。上司が期待していないから部下もやる気が出ないのか、部下がやる気を出さないから上司も期待しないのかは、判別することは困難です。どちらも原因にも結果にもなりうるというありがちな例です。

　重要なのは、ループになっているという全体の流れをつかんでいるかどうかなのです。ループであれば、原因の解決にあたって、どこから手を付けてもよいはずです。一か所がよくなれば自動的に全体に波及していくからです。したがって、全体の因果関係の流れをつかむことが大切なのです。

重要なポイントを見つけ出す

　大きな全体の流れがつかめれば、そのなかで重要なポイントを見つけ出すことが次の課題です。因果関係のなかには、非常に些細なこともあれば、致命的な重大事もあります。相関関係も随所に紛れ込み影響を与えます。

　それは話の流れによっても異なります。組織的な課題を議論しているのか、教育的な課題を議論しているのか、あるいは社会的な制度問題を議論しているのかによって、まったく異なります。同じ問題でも「切り口」によって見え方はさまざまで、ポイントとなる原因も自ずと異なります。

重要なポイントの関係を考えつなぎ合わせる

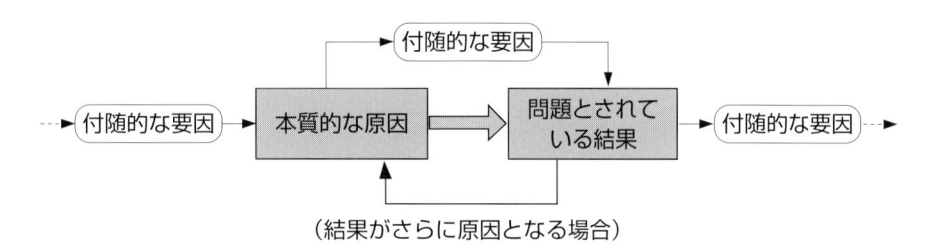

　　　　　　　　　┌─── 付随的な要因 ───┐
　　　　　　　　　↓　　　　　　　　　　↓
…→ 付随的な要因 → 本質的な原因 ⇒ 問題とされている結果 → 付随的な要因 →…
　　　　　　　　　↑　　　　　　　　　　│
　　　　　　　　　└──────────────────┘
　　　　　　　　　　（結果がさらに原因となる場合）

　ポイントがはっきりしたら、これらの要因を関係づけます。通常は図示する際に矢印でつなぐことになります。これは単に線でつなぐのではなく、矢印がどこからどこへ向かうのかに意味があるのです。それは情報の流れなのか、何らかの力が作用しているのか、重要なポイントとなる要因の関係性を示していなければなりません。

　したがって、図は単純なほうが意図が伝わりやすいはずです。ポイントを絞り切れずに多くの要因をちりばめていては、かえって混乱を招くだけです。潔く切り捨てることも大切なのです。

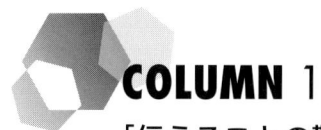

COLUMN 1
[伝えることの難しさ]

　自分自身の考え方を整理しても、伝えるという段階になって言葉が出てこないことはよくあることです。ルールを無視した独自の言葉や表現方法では伝わりませんから、何らかの理解されうる方法で形にしなければなりません。

　わかりやすい例が「色」の認識です。患者の顔色をほかの看護師に伝達するときに「真っ赤だった」というにしても、赤にはいろいろな赤があります。逆に「顔が蒼い」といっても、日常的に私たちが認識する「青」ではありません。これは「青」と「顔が蒼い」という場合の「あお」が区別されているという事実に合意しているということです。さらに英語で「ブルー」というと「憂鬱」と解釈されるなど、色を巡る解釈は文化的な背景によっても異なります。

　このように考えると、おおよそ感覚的な表現は伝えることが難しいと理解できます。一方で看護や医療の世界では、手の感触や、耳で聞いた音が、診断時に重要な情報源となります。患者の訴える「痛み」が、単なる誇大な表現なのか、重大な痛みであるのかを見極める必要もあります。つまり看護師にとって、感覚的な情報を的確に理解・表現して、正確に伝えるということは必須の技術であるはずです。

　ところが、経験的・感覚的な情報は正確には伝えることはできません。同じ刺激を受けても、その受けとめ方は人によって異なります。さらには、その刺激をどのように感じたのかという客観的な確認の方法もありません。この悪循環が個々の経験を均質な情報として保有することを困難にしているのです。

　だからこそ多様な方法を組み合わせて、共通の理解を確かなものにする必要があるのです。共通の経験を数多く重ねて、これを根拠の拠り所にするという方法は一般的でしょう。「あのときのケースと似ているよね」という認識で一致したら、次の議論の齟齬も少なくなるはずです。

　しかし共通の経験が少なく意識にずれがある場合や、初めて目にするケースも日常的にあります。そのような場合には、他人の残した過去の情報を参照しながら（だからこそわかりやすい情報を確実に残していかなければならないのです）、冷静に状況を分析して、瞬時に理解可能な部分と、不可解な部分とに峻別する必要があります。複雑な状況を整理して、問題点をはっきりさせることで、何が解決可能で、新たに何を問題とすべきかが見えてくるからです。この状況分析の過程においてこそ、その背後にある事象のつながりを見極める力が求められるのです。

ブックガイド ❶ 論理的な思考のための3冊

「原因と結果」の経済学
データから真実を見抜く思考法
中室牧子・津川友介 著
ダイヤモンド社、2017年

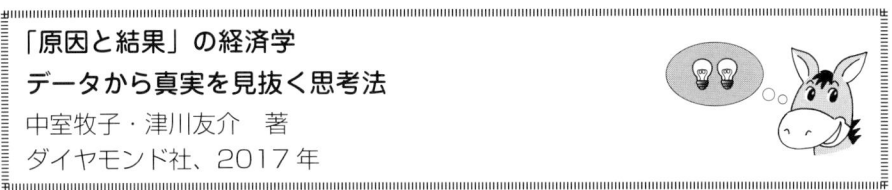

　因果関係と相関関係の違いをわかりやすく解説して、因果推論の技法を身につける事の大切さが示されています。医療系の事例にも触れられているので、統計的手法を用いて看護研究を実践される場合にも役立ちます。

すぐれた意思決定　判断と選択の真理学
印南一路 著
(中公文庫) 中央公論新社、2002年

　推論を組み立てることは、正しい意思決定に導くだけでなく、自らの考えを相手にわかりやすく伝えられることにもつながります。本書は意思決定に際しての思考プロセスとともに、推論における客観的なデータ活用の方法まで踏み込んでいて広く参考になる場面が多いです。

科学哲学の冒険　サイエンスの目的と方法を探る
戸田山和久 著
(NHKブックス) 日本放送協会出版会、2005年

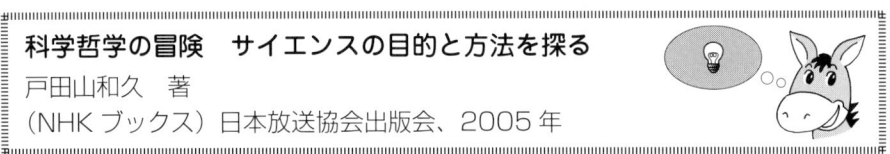

　科学的・論理的に考察をしているつもりでも、不安に思うことがあるはずです。そんなときに客観的に振り返りながら、論理性を確認することも大切です。読み物としても興味深く、一般的な考えをまとめる場合でも参考になります。

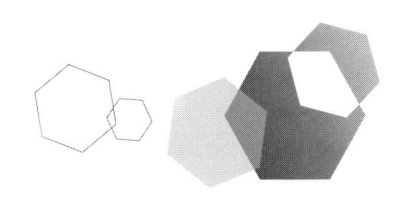

4 その考えに根拠はあるか

　自分の考えを他者に伝える前に、その考えが正しい内容なのかを考えてみましょう。自分が正しいと思っただけでは、相手には伝わりません。その考えを聞いた相手が「なるほど」と納得するような説得力が必要になります。
　しかし「正しい」「誤りである」という明白な問題ならまだしも、「よい」「悪い」という主観的な思いを伝えるときは、さらなる説得力が必要になります。

> **相手が納得する説得力が必要**

　説得力をもたせるために一番確実な方法は、同じ体験をしてもらうことです。実際に自分が経験したことであれば、伝えたい相手にも同じ経験をしてもらって、五感を駆使して感じてもらうことが確実です。「美味しかった」「熱かった」「まぶしかった」などは、実際に経験しなければ伝わりにくいものです。
　しかし、同じ状況を再現できる場合は多くはありません。また実際の経験ではなく、単に自分が「思った」「気がついた」という場合は、なんとか状況を説明して、相手にも「思って」もらう必要があります。

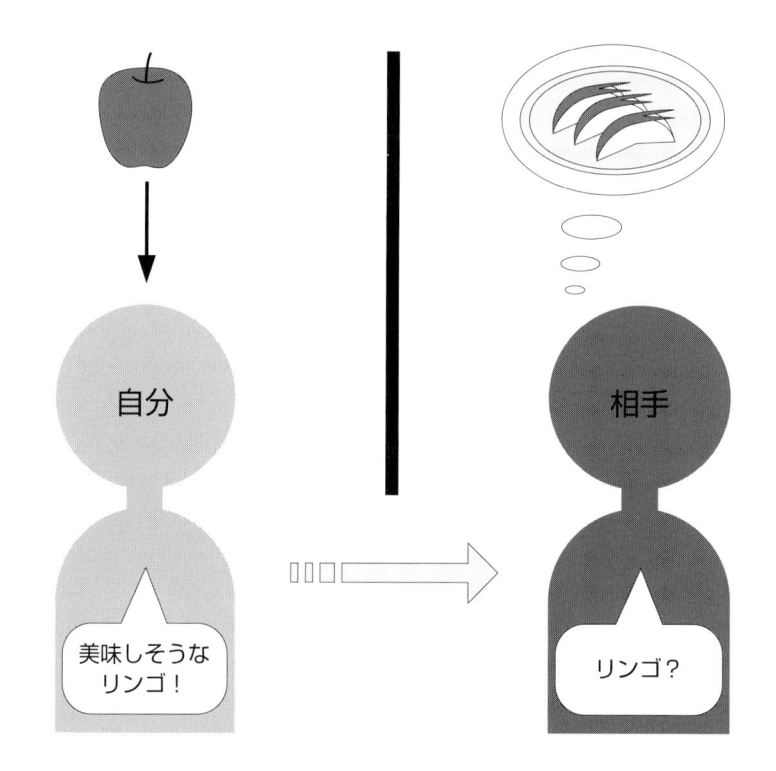

自分が「思った」ことを相手に伝える場合には、「なぜ」そう思ったのかという理由を添える必要があるでしょう。経験を共有できない場合でも「なぜ」そのような状況になったのかを説明すると、相手もイメージしやすくなります。つまり根拠があると説得力が高まるのです。

相手にとって根拠は、検証の道具になります。「そういう理由ならば、その通りになるな」と感じてもらえば、強い実感を伴って伝わっているはずです。したがって、複数の根拠が示せると、説得力が高まり伝えやすくなります。

> **根拠は検証の道具になる**

多くの根拠を示すことができたとしても、そこには論理的な一貫性も必要です。1つでも矛盾した根拠を示してしまうと、「その理由はおかしい！ それを根拠にしてそんなことは言えない！」と思われます。1つの根拠の矛盾が、すべての信憑性を傷つけてしまうでしょう。

> **一貫性をもった複数の根拠を示す**

根拠は考えを強くサポートしてくれます。根拠が多くなればなるほど、そして、その根拠がしっかりとしたものであればあるほど、受け手の信頼度は高まっていきます。

つまり効果的に自分の考えを伝えたいならば、しっかりとした根拠を数多く用意して自分の考えをサポートすることが大切なのです。

> **根拠は自分の考えをサポートする**

5　根拠になるもの・ならないもの

　根拠にはどのようなものがあるでしょうか。よいことを薦める場合でも、「だって、すごくいいと思ったのだもの…」では、根拠にはなりません。それは伝える側の気持ちであって、それで相手を納得させることはできません。

共通の前提を大切にする

　どんな意見でも人によって受けとめ方は違います。どんなに「よい」と訴えても、同じように「よい」と思ってくれるとは限りません。つまり感情で物事を押しつけることはできないのです。誰もが同じように「なるほど」と共感できる共通の前提こそ、根拠となりうるものなのです。

　たとえば、数値はその程度や変化の度合いを、誰もが同じように理解することができます。これが根拠に具体的な数値を取り入れることの大きなメリットです。また、すでに知られている理論や専門家の主張などを関連づけることができるなら、それもまた強い根拠となるのです。

ほかの場合はどうかを考える

　実際に伝えたい事実と似たような（共通の前提となっている）事例を引き合いに出すことがあります。「これだけでなく、あれもそうだし、ほかにも同じようなことがある」という使い方です。私たちは類似した出来事が以前にも起こっていれば、今度も起こる可能性が高いと認識します。日常的に「前回はどうだったか」あるいは「ほかの場合はどうだったか」と考えるのも、ここに根拠を求めているからです。したがって、類似した事例をいくつか提示できれば、それは説得力をもつこととなるのです。

また前後の変化から、ここではこうなる…という考え方も、よくあります。これは「皆が同じ」という場合の応用で、前後の変化の度合いが同じという場合などです。いずれも一貫性を前提とした根拠づけです。

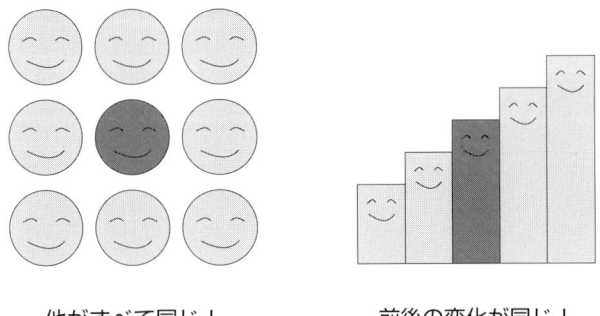

他がすべて同じ！　　　　前後の変化が同じ！

伝えたいことがわかりやすい内容ばかりとは限りません。新しい概念や方法などは、共通の前提ばかりでなく科学的な根拠を求められる場合が多くあります。そのような場合は、ほかの信頼された意見が必要です。

根拠になる資料を探してみる

自分の伝えたいことが、参考図書や文献に書かれていれば、それを見せることによって、理解を促すことができます。活字になっている資料は、根拠として強いものです。もちろん、漫画や週刊誌では根拠にはなりません。学術的な専門誌など、多くの専門家がチェックをした資料が望ましいのです。

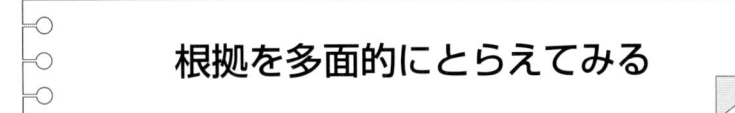

根拠を多面的にとらえてみる

伝えたい内容をどのように手に入れたかも大切です。「たまたま聞いただけのこと」なのか、「注意深く検証した結果わかった事実」なのかで説得力が違います。伝えようとするあなた自身が信頼されていれば、手に入れた方法を伝えるだけでも十分に根拠として信用されるはずです。

6 考えを曖昧にしない

　物事は単純なほど理解されやすく、説得力もあります。しかし、根拠もなく安易に単純な言葉や曖昧な言葉で一括してしまっては、何も伝わりません。たとえば「最近の新人は看護記録が書けない」とか「スタッフにやる気がない」など「できない」という場合です。ここでいう「できない」という言葉には、どのような根拠があるでしょうか。

> **根拠なく曖昧な言葉で一括しない**

　何かが「できない」としても、そこには、さまざまな状況が潜んでいるはずです。そして、それぞれの状況を生み出した根本的な問題があるはずです。
　初めから無理なことを「できない」と言っても仕方がありません。逆に、普通にできるはずのことが「できない」としたら、それは「できない」ことだけでなく、「できない」原因を探る必要があります。

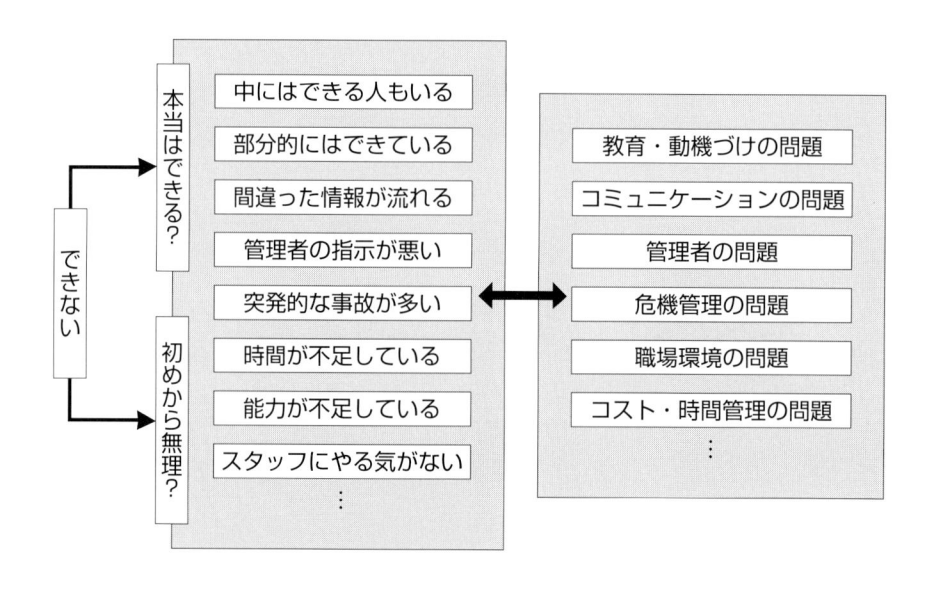

```
                    ┌─ 本当はできる？ ─┬─ 中にはできる人もいる
                    │                 ├─ 部分的にはできている
                    │                 ├─ 間違った情報が流れる
            できない ┤                 ├─ 管理者の指示が悪い
                    │                 ├─ 突発的な事故が多い    ⇔   教育・動機づけの問題
                    │                                              コミュニケーションの問題
                    └─ 初めから無理？ ─┬─ 時間が不足している        管理者の問題
                                      ├─ 能力が不足している        危機管理の問題
                                      ├─ スタッフにやる気がない    職場環境の問題
                                                                   コスト・時間管理の問題
```

> **問題が混在していないか**

結果的に「できない」という言葉でくくってしまうと、すべての問題に目をつぶってしまうことになります。しかし、そこに混在しているさまざまな問題にまでさかのぼって考えることによって、次に何をすればいいのかを話し合うことができるのです。

「最近の新人は看護記録が書けない」という曖昧な言葉は、単なる「嘆き」でしかありません。しかし、「新人の指導のここに問題がある」とか「看護記録を書く時間を確保できていない」などの原因にさかのぼれば、次に教育の改善や業務の見直しなど、本質的な議論に展開できるのです。

「それは、なぜ？」と「どうすればいい？」

単なる嘆きから問題状況にさかのぼる方法は簡単です。「それは、なぜ？」と自分で問いかけてみればいいのです。「できない」としたら、「それは、なぜできないの？」と問いかけてみると、解決への糸口が明らかになるはずです。そして、疑問が出てこなくなるまで自分に問いかけることによって、「○○ができないので、△△を見直したい」という、しっかりとした考えが伝えられるようになります。

わからないことを避けない

それでも、その原因が、わからない場合は逆に「なぜわからないのか？」と問いかけてみましょう。「実態が把握できていない」のか「状況によってばらつきがある」のならば、まずは基本的な情報を収集する必要も出てくるでしょう。そこで言い訳をしたり、開き直っていたりしていては次のステップに踏み出せません。わからない理由を考えましょう。

COLUMN 2
[情報リテラシー]

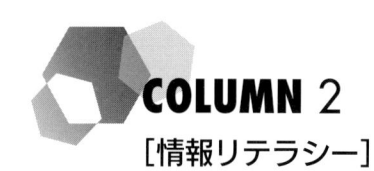

　情報をうまく利用することで、疑問を解決したり自らの主張の説得力を高めることが可能になります。このような情報を収集したり活用する能力、すなわち「情報リテラシー」は現代人の必須スキルです。

　しかし、情報を活用する上で、特にインターネットから情報を得る場合には注意すべき点も多々あります。

　何よりも重要な点は、インターネット上の情報には「事実」も「作り話」も、すべてが混在していることです。官公庁のホームページのように信頼できるサイトから、単なる個人のブログのような「うわさ話」まで、すべてが同じ条件で並べられています。したがって、そこからの情報を活用する場合には「信頼できるサイト（＝情報）であるかどうか」という注意が大切です。

　よく知られているネット上の百科事典「ウィキペディア」は便利ですが、誰でも編集することが可能で、最終的な真偽について責任の所在も明確ではありません。記事によっては偏った内容の説明も少なくありません。この記述を研究論文の参考文献に利用したり引用することは避けなければなりません。

　一方で Google のサービスの1つに「Google Scholar」があります。主に学術論文や学術誌を検索することが可能で、公開されている論文であれば全文を読むことができます。もちろん検索を詳細に絞り込むオプションの設定も可能で、研究の調査として十分に活用できます。さらに、本格的に学術研究論文を検索するのであれば、国立情報学研究所の CiNii も便利です。

　ほかにも、書籍から必要な情報を集める一般的な方法も健在です。図書によっては信憑性の欠けるものもあるので注意が必要ですが、学術書を扱っているような出版社であれば、ほぼ間違いありません。このように情報の真偽を見極める力、有効な情報をスムーズに入手する力は情報リテラシーの中でも重要な能力になります。

　もちろん、これらの情報を活用した場合には、必ずルールに従って出典を明記しなければなりません。自分の論を立てる上で、考え方を参考にした場合は「参考文献」として明示します。書籍であっても論文であっても著者名と文献名、発行年、出版社など基本的な情報を巻末に掲載するのが一般的です。また、記述された文言をそのまま引用した場合などは「引用文献」として明示します。この場合は、記載されているページ範囲を含めて掲載します。

3. 【思考力】を鍛える

2 仕事を論理的にとらえなおす

　個人が働ける時間と能力には限界があります。だからこそ組織で仕事をするのです。あれもこれも自分で抱え込んでひとりでがんばるよりも、組織で効率よく業務を進めたほうが早く、大きな結果が出るでしょう。1人の看護者として、どのような看護を提供するかを考えると同時に、自分が組織で仕事をするということを、論理的に理解することが重要になるのです。

組織で仕事をする意味を徹底的に考える

　チームで仕事をすると、メンバーは互いにマイナス部分を補い合いながら、プラスの部分を共有していくことが可能となります。看護実践においては、自分の欠点をどう修正するかということに1人で必死にとりくむということが多くなりがちです。もちろん自己研鑽は専門職として欠かすことのできないことですが、たった1人の看護職だけが質の高い実践を行っても、一時的な状況の改善に終わることも少なくありません。つまり、チームや組織全体の総合力で結果を出すという方向性が必要になるのです。つまり、個人としての動き方を身につければ、次に自分が組織にどれだけ貢献できるかという視点が重要になるのです。

　異なる視点・違った角度からの多様なアプローチができることや、粘り強く長期にわたってかかわれることが、チームでとりくむ仕事の大きな長所です。そして、1人では解決できない課題もチームでなら成し遂げることもできるでしょう。一人ひとりの能力を足し合わせた以上の大きな力が発揮できるからこそ、チームで作業をする面白さと意味があるのです。

組織全体の総合力で結果を出す

組織のパフォーマンスをあげるためには、個々の能力を十分に発揮して、情報を効果的に共有したり、お互いのやる気を引き出したりする、ほかのメンバーを意識した仕事の方法が必要になります。

　たとえば、情報は発信側と受け手側の双方にとって有益な内容であってはじめて伝わるものです。同じ業務をこなすチームでも、メンバーとリーダーでは重要な情報が異なってきます。自分にとって不要な情報は関心をもてませんが、有益な情報には興味もわき、その後の行動に影響を与えます。行動変容が必要な患者への指導で、私たちはこれを数多く経験します。それは、そのまま組織にもあてはまるのです。

立場によって必要なことは異なる

　組織で効率よく業務を実践するには、マネジメントが必要になります。マネジメントとは、さまざまな実践を調整しながら最適な方向へと導くことです。そのために円滑なコミュニケーションを実現することは、マネジメントの大きな課題です。ただの仲良しグループでなく、組織のメンバーがお互いに教え合い、学び合う教育的な環境が実現できれば、お互いが成長し続けることができます。

　お互いが学び合う組織と、それを成し遂げるマネジメントを実現するためにも、自らで考え、最適な組織をデザインしていかなければならないのです。

教え合い学び合える環境をつくる

　組織における業務を効率的にするためには、メンバーの一人ひとりが、仕事を理論的にとらえながら、そこで何が大切で、どんなことを実践すべきなのかを認識しておくことが必要なのです。

1 個人の限界

　一般の社会では、個人で仕事をすることは、あまり多くありません。ほとんどの場合は、複数の人たちで協力し合って仕事をしています。看護の仕事は当然ながら個人の仕事ではありません。個人でするには限界があるのです。

> ### 個人の限界を越えるための組織

　個人の限界のなかで最もわかりやすいのは時間の限界です。勤務できる時間は限られていますが、患者へのサービスの提供は24時間、年中無休です。これを個人ですべてこなすことは不可能です。だからこそ交代勤務があるのです。
　この組織的な対応が意味をもつ場合には、交代で休憩するための役割分担のような日常的な繰り返しのものと、緊急時の処置などの非日常的・突発的な出来事があります。それぞれ特性が異なりますが、個人で対応することは不可能なはずです。

> ### 個人の能力では、
> ### 時間と量に限界がある

　もう1つの個人の限界は、その能力にあります。業務に必要な資格や能力をすべて1人の人がもつことは不可能です。それぞれ異なる能力や資格をもつ人たちが集まって、チームで力を発揮する必要があるのです。
　それぞれの得意な分野をいかして、助け合いながら業務を実践することが、効率的な実践と高い質を両立させる上で重要になります。つまり、作業の多様性を確保するためには、個々の能力を組織的に活用する必要があるのです。

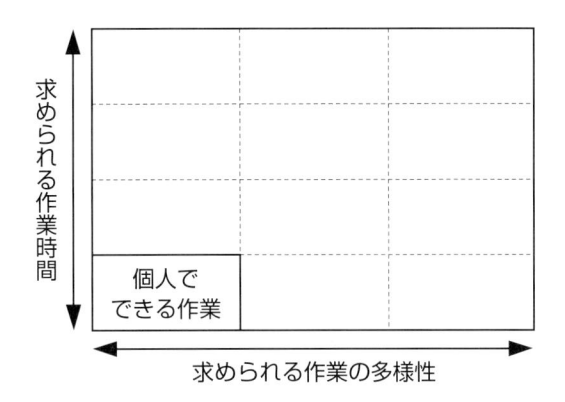

```
      ↑
求  │
め  │
ら  │
れ  │
る  │
作  │
業  │┌──────┐
時  ││個人で │
間  ││できる作業│
   │└──────┘
      →
  求められる作業の多様性
```

役割分担をして補い合うことが結果を生む

　組織で業務を実践する場合、コミュニケーションが必要になります。つまり、自分自身の考えをしっかりともって、これをメンバーに正しく伝える必要があるのです。1人で作業するのであれば、その途中で思ったことを他人に伝える必要はありません。しかし組織での仕事では、自分の得た情報を共有し、自分の考えを伝えながら、組織全体の目標に向かわなければなりません。そこに問題を発見し、新しい考えを提案し合うことによって、組織全体の活動の質が向上するからです。

考えを正しく伝える力が必要

　具体的には、業務の引き継ぎや、連絡といった行為のなかで、はっきりと自分の考えを伝える必要があります。組織での仕事が円滑に進むためには、組織を構成する一人ひとりが、組織で仕事をする意味を論理的に理解していることが必要なのです。

2 チームで仕事をする強み

　個人の限界を超えて、チームで仕事をすることは、単なる能力の足し算ではありません。そこに新たな能力が生まれてくるという強みがあります。強いチームワークが驚くような力を発揮することは、看護実践現場で何度も経験することができます。
　だからこそ、チームで仕事を実践するためのビジネススキルが必要になります。個人としての責任をしっかりともち、その上で、チームとしての仕事によって個人の限界を越えることができるのです。

> **個人の限界を越えて
> 新たな力を生むチーム**

　チームのメリットは、マンパワーだけではありません。さまざまな背景の人たちが集まれば、さまざまな視点が生まれます。「お互いが同じではない」という多様性こそ、チームの最大の強みなのです。その多様性を前提として協力するからこそ、個人ではできない質の高い仕事が可能になるのです。
　看護職は時として、「看護の視点をわかってもらえない」と嘆くことがあります。しかし、物事のとらえ方の異なる医学などの領域の人から完全に理解してもらうことに固執するのでなく、違っているからこそゴールを共有し、そのゴールに向かって進む努力が重要なのです。
　さまざまな個性が、さまざまな視点から物事をとらえることによって、多面的なチェックも可能になり、問題を未然に防ぐことができるのです。
　多様な視点は、多様な知識を生み出します。チームのメンバーは、それぞれの異なる考えを認め合うことで、思考の幅を広げていきます。そこで、一番よい考えを採用するだけでなく、より新しい視点がないかと探したり、多様な知識を組み合わせて、新しい考えにたどり着いたりすれば、それは足し合わせた以上の知識が生まれたことになります。つまり、多様な視点は、それぞれに違いが大きいほど、多くの知識を与えてくれるはずです。

3.【思考力】を鍛える

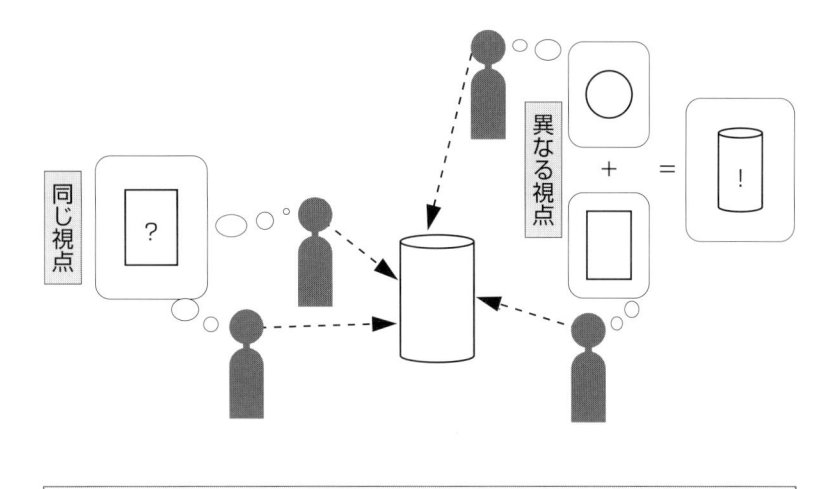

異なる視点を歓迎する

　メンバーが多様な視点から物事をとらえるチームは、お互いの考えを伝え合うことによって教育的になります。自分の考えにはない、まったく新しい視点や考えを、新たな根拠としてとり入れることができるからです。そうやって学び合うことが可能な環境は、次々に連鎖して、より新しい知識を生み出していきます。その創造的な営みはとどまることなく、継続的に積み重なっていくのです。看護現場での継続教育の本質もここにあるのです。

よいチームは教育的であり継続的である

　個人的な視点による個々の考えを共有すると、それはチームの考えになり、そこから新たな視点が生まれてきます。この相互作用を繰り返すことによって個人の思考力は鍛えられるのです。

3 組織について理解する

　組織とは目的を達成するために、さまざまな人が集まった総体を指します。個人個人がバラバラの目的を勝手気ままにめざしては、組織は成り立ちません。メンバーが共通の目的をもっていてはじめて業務の方向性が定まるのです。

組織には共通の目的がある

　組織の方向性を定める必要がある理由は、組織のなかの下位組織が、水平的分業の体制をとっているからです。通常はそれぞれの部署は異なる業務を実践しているので、対立する場合もあります。「効率を上げる」という目的で業務を実践する部署もあれば、「業務の質を向上させる」という業務もあります。両立することが望ましいはずですが、質の向上には時間やコストがかかる場合もあり、効率が犠牲にされることもあります。たとえば、看護の質という観点で、「長期間の入院で指導を十分に行うべき」という考え方は、病院全体の収益や医療全体のコストという点ではマイナスに評価されるわけです。

　そのような対立した問題を抱えた場合には、共通の目的に立ち返る必要があります。共通の目的に沿って、自分の行動を定めるのです。自らの考えも、その目的に沿って整理し、伝えていかなければなりません。つまり組織のメンバーが一丸となって同じ目的に向かうためには、情報の共有が必須となるのです。

情報の共有が必要な水平的分業

　水平的分業に対して、上位組織、下位組織といった垂直的分業もあります。看護の場合は、上位組織が師長や看護部長であることも多いでしょう。下位組織は現場での実践が、上位組織は下位組織のマネジメントが主な業務内容になりますから、必要とされる情報の特性は自ずと違ってきます。

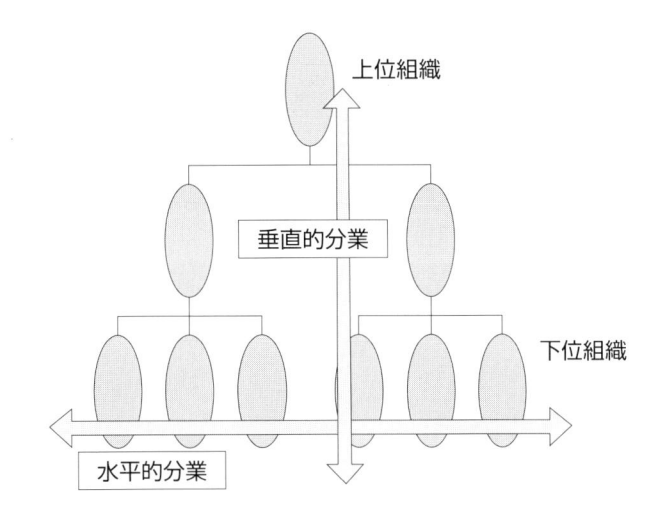

```
           上位組織
            ▲
            │
       ┌────┴────┐
       │ 垂直的分業 │
       └────┬────┘
   ┌──┬──┬──┼──┬──┬──┐     下位組織
   │  │  │  │  │  │  │
◄──┴──┴──┴──┼──┴──┴──┴──►
            ▼
         水平的分業
```

　看護現場の下位組織である病棟の看護師にとっては、患者情報が最も身近で重要度の高いものです。しかし管理者になると、組織全体の課題や各部署の抱える問題など、より広い情報が必要となります。つまり現場で処理すべき情報と、上司が把握して処理すべき情報は異なるのです。

必要な情報が異なる垂直的分業

　自分の伝えたいこと、伝えるべきことも相手の立場を考えて選ぶ必要があります。現場レベルで情報を共有するならば、具体的なデータや事実に基づく実践的な考えを整理する必要があります。上司への報告であれば、実践の結果や組織上の問題点など、マネジメントの視点に必要な情報を伝えることを考えましょう。逆に部下に伝えるときは、混乱を期さないように必要な情報を厳選するか、順を追って伝えるなど、伝え方にも配慮する必要があります。

組織を知って情報を整理する

　考えを整理するときは、組織のなかでの相手の立場を考えることが重要です。組織の一員であれば、組織全体を見渡したときに、どの立場の人がどのような情報を欲しているかを理解しておく必要があります。

4 組織とマネジメント

　効率的に業務を実践するためには、さまざまな調整が必要になります。各自の判断に任せるよりも、ルールを決めたほうが効率的であるとか、ある場面では組織全体で後押し（あるいは抑制）が必要な場合もあります。このような調整をしながら組織を運営していくことがマネジメントです。

　その調整の方法にはさまざまなものがあります。まず「計画する」ことは組織の方向性を定める上で欠くことのできない機能ですし、メンバーを「動機づける」ことも人が中心となる組織では大切な視点です。ほかに「コミュニケーション」が円滑になるように環境を整えることや、メンバーに対する「教育」も必要です。

　組織全体の計画や戦略も大切ですが、一人ひとりの行動のレベルでは、それらの計画や戦略に基づいて、自らの目的をもつことが大切になります。自らがどうありたいか、どのように行動するかを考えることが重要です。一人ひとりの主体的な行動によって組織は支えられているからです。

計画に基づいた目的をもつ

　さらに、チームで業務を実践し、行動する場合には、メンバーがお互いの目的を伝え合い理解し合うことも大切です。互いの目的に共感し合い、これをともに実現するという状況になって、効果的なチームワークが成立するのです。つまり、ほかのメンバーが理解できて、共感してくれるような目的を考える力が必要なのです。

　自らの考えを相手に伝えるためには、コミュニケーション環境（対話のできる雰囲気）が整っていなければなりません。さらに、その内容が「自らがこうありたい」という気持ちを伴っているならば、より積極的に聴いてもらえる雰囲気をつくることがマネジメントとして大切です。結果として、そのような組織では、メンバーの経験や考えを共有することが可能となり、互いに教え合い学び合える教育的な環境を醸成していきます。

活発なコミュニケーションで人が成長する

　それでは、どのような組織がよいのでしょうか。それぞれの組織の置かれた状況や、その組織を構成するメンバーの思いや理解の内容などは、組織ごとに異なります。それは看護の実践現場でも同じです。診療科によって、患者の緊急度によってなど、その状況は千差万別のはずです。しかし、それぞれの状況で展開されている実践に対して、最適の組織はあるはずです。だからこそ、現場での実践を十分に考慮しながら、組織そのものを考えて最適な形にデザインしていく必要があるのです。

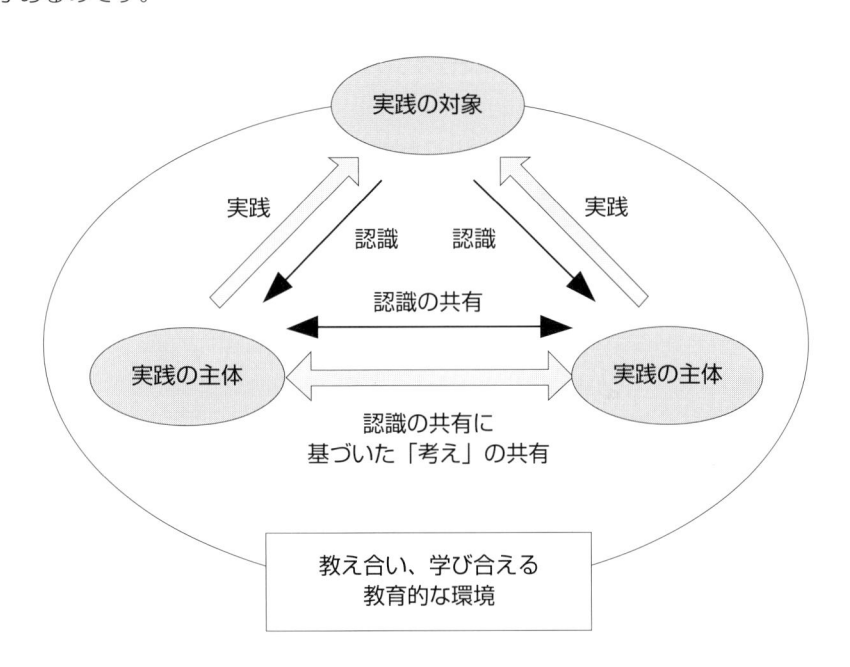

```
                    実践の対象
              実践  ↗↙        ↘↖  実践
                認識            認識
                    認識の共有
        実践の主体 ←――――――――→ 実践の主体
                   認識の共有に
                  基づいた「考え」の共有

              ┌─────────────────┐
              │ 教え合い、学び合える │
              │   教育的な環境    │
              └─────────────────┘
```

業務に最適な形の組織デザイン

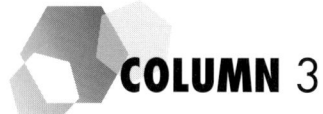

COLUMN 3
[さまざまな組織とその特徴]

　組織をその構造からとらえてみると、さまざまな機能が見えてきます。
　「階層組織（官僚制）」は、ツリー構造に示されるように、一般的な組織のイメージに合致し、極めて合理的で効率的でもあります。この構造は、さらに次の2つのタイプに分けられます。「**職能別組織**」はトップの下に部門ごとに分割された組織構造をもちます。専門家の知識の蓄積が容易である反面、全体的な視点に欠けるという特徴があります。一方で「**事業部制組織**」は、独立した事業部（分権的に組織の機能が割り振られている）による階層的な組織です。柔軟性がある反面、資源の重複による非効率性が不可避です。そして、これらの利点を併せもつ組織として「**マトリクス組織**」があります。この形態の組織は柔軟性をもつ代わりに、交点に位置するメンバーには2つの指揮系統が生じるため、混乱を生じやすいという欠点もあり、実践が難しい組織といえます。

　そのほかの概念として「**連結ピン組織**」があります。これは、小集団化された組織構成単位間の連携をはかるために、それぞれの組織の成員を兼ねる人間（管理者や監督者）が、それぞれの組織をつなぎとめるピンとして機能する組織です。これにより組織の目的を共有することも可能になり、凝集性（メンバーの集団に対するコミットメント）が高まるという効果をもたせることが可能になります。

　また「**タスクフォース（プロジェクトチーム）**」などのように、臨機応変に（一時的に）メンバーを集め、特定の目的にのみ組織されたチームで効率的に作業を進めることも一般的になっています。

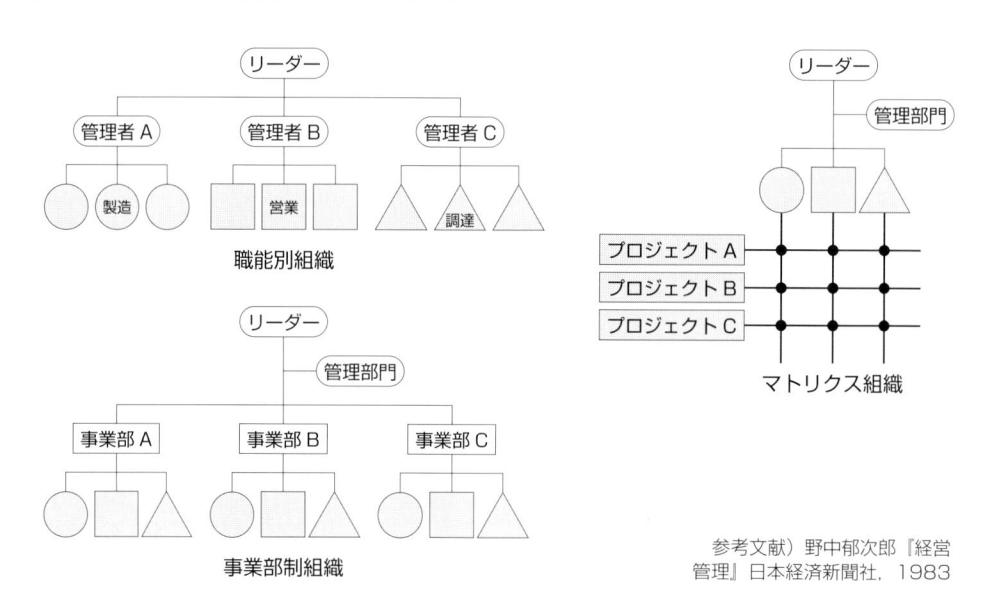

職能別組織

事業部制組織

マトリクス組織

参考文献）野中郁次郎『経営管理』日本経済新聞社，1983

ブックガイド ❷ 組織論を基礎から学ぶための3冊

マネジメント［エッセンシャル版］
──基本と原則
P.F. ドラッカー 著／ 上田惇生 訳
ダイヤモンド社、2001年

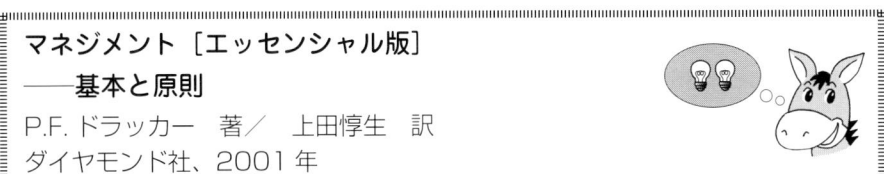

　言わずとしれたドラッカーの名著の簡易版。組織を理解するもよし、マネジャーとしての基本を理解するもよし。それぞれの立場に応じた気づきがあります。深い内容ですが、わかりやすく読みやすい一冊です。

経営管理
野中郁次郎 著
（日経文庫）日本経済新聞社、1983年

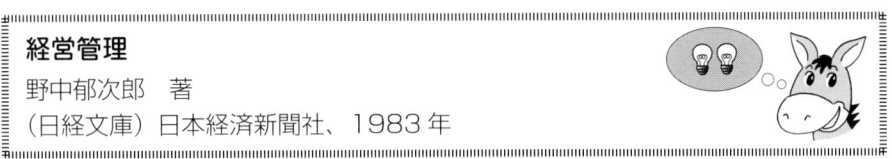

　手軽な新書サイズでありながら、経営管理、組織論のエッセンスがすべて詰まった良書です。多少古い本ですが色あせない理由の1つは、人間を中心においた深い議論だからです。リーダーシップ論としても使えます。

新訳 経営者の役割
C.I. バーナード 著
／ 山本安二郎・田杉 競・飯野春樹 訳
ダイヤモンド社、1968年

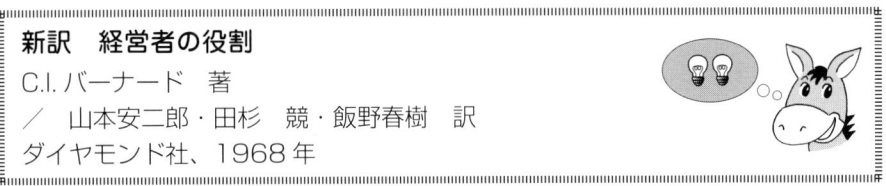

　組織論、リーダーシップ論に関する名著です。多少難解な表現もありますが、1つひとつの概念定義がしっかりとしているために、理論からしっかりと学びたい人にオススメです。

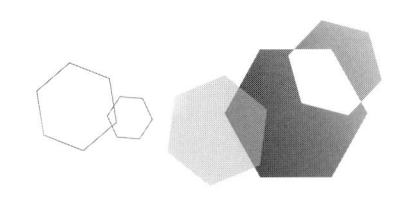

3 新しいことを考える

　専門職のコアスキルとしての思考力は、論理的思考力と創造的思考力の2つから構成されています。論理的思考力とは、すでに明らかにされているさまざまな知識をもとにして、自分の頭の中で考えを組み立てていく力です。したがって、これまでに起こった出来事や想定されている状況などに対して、その強みを発揮します。一方の創造的思考力は、これまでの知識や経験の延長線上では思い浮かばないような、新しい発見や独創的なアイデアに代表される力です。この自由で柔軟な考え方は、激変する環境に対応する重要な能力として多くの領域で注目されています。

　医療介護福祉の領域にも環境変化が起こっています。規制緩和や医療に対する社会的な要請の高まり、海外の労働力の活用などのグローバル化の波も押し寄せています。これまでまったく経験したことのない新しい困難ととりくんでいかなければなりません。そのためには、新たなアイデアや驚くような発想も必要になります。そこで求められるのが創造的思考力なのです。

> **創造的思考力は
> 激変する時代を生き抜くための力**

　新しい柔軟な発想が必要といっても、論理的な思考を伴わない無責任なアイデアや、見込みのないその場限りの思いつきは、創造的思考力といえるものではありません。創造的な思考力とは、すでに明らかになっている多くの知識をもとに懸命に考えて考え抜いた先に生まれてくるものです。つまり、論理的思考力を兼ね備えて状況をトータルに考える力が必要なのです。

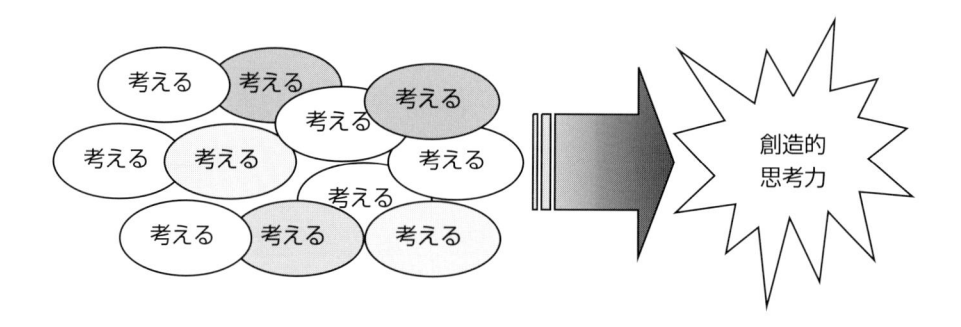

実践現場で直接看護を提供する体験は、一人ひとりの患者が個性に溢れていることを常に気づかせてくれるものです。既成概念や思い込みでガチガチに凝り固まったり、指示待ちで仕事をしていたりしていては、多様な患者に対して必要とされる看護を提供することはできないはずです。そもそも、看護そのものが極めて創造的であり、日々の看護実践は創造的思考力を鍛え続ける作業といってもよいのです。

看護現場で創造的思考力を鍛える

看護は患者の生死に直結するような、重大な判断や行動を数多く行います。そのなかで、指示された内容を忠実に行うことは極めて重要です。つまり、看護という仕事には独自の判断と同時に、高いコンプライアンス（決められたことを守って行動すること）が要求されているのです。

この特性は、時として看護師の自由な発想を制限します。「新卒で入った最初は何もできないもの、とにかくできるようになるまで、言われたことを言われたようにしよう。自分の考えは一人前になってから…」そうやって、指示されたことが一人前にできるようになることはとても大切なことです。しかし、ただそれだけをめざしていては、「本当にこれでいいのか？」「これだけだろうか？」「もっと別の考え方はないのか？」ということを考えない働き方が日常になってしまいます。

この問いかけができなければ、その先にある、自由な発想やオリジナリティを見つけることは困難です。

「言われたことを言われたままやる」から抜け出す

専門職のコアスキルである創造的思考力は、柔軟な頭で常に考え続ける仕事をする人だけが発揮できる力です。指示されたことだけをやることから、その先の段階の働き方へ、思考を活性化させて創造する力を鍛えましょう。

1 先入観を排除する

「あの人はいつもそうだから、今度もきっとそれだよ」
「前はこのやり方で大丈夫だったから問題ないでしょう」

世界的に著名な看護研究者のポーリットとハングラーは、その著書『看護研究——原理と方法』の中で、看護で用いられる知識が必ずしも合理的な根拠に基づくものではなく、伝統や習慣、権威などにも大きく影響を受けることを指摘しています[1]。たとえば、正しいという証拠はないのに「ずっとこうだから」という理由で、同じ状態が続いていくことがあります。それが、先輩が言うから、前もそうだったからと、私たちは意外と簡単に、思考停止状態になってしまうものです。

思考停止に陥っていないか

人は困難な状況やストレス下で余裕がないときほど、いつも自分がしている考え方や問題解決のパターンをとるといわれます。これは、考えることをできるだけ省力化する人間の思考メカニズムに由来しています。現在、看護実践現場では、高い緊張感のなかで時間に追われ日々の仕事をこなさなければなりません。じっくりとさまざまなことを考えて動いている余裕はない。時間がないから考えられない。そうやって何年間も深く考えることなく過ごせば、基本となる思考力はすっかりなくなってしまいます。

なぜ？なぜ？なぜ？…と3回自分に問いかける

思考力は常に鍛えておくことが必要です。何かするときに、自分自身に問いかける癖をつけるだけで、考える深さが違ってきます。その考える基礎体力が仕事のやり方を変えていくのです。

---

[1] D.F. ポーリット、B.P. ハングラー、近藤潤子監訳：看護研究—原理と方法—. p.9-11、医学書院，1994

先入観は、よく知らない人物や事象などに対し、曖昧な情報や憶測によって特定の見方や解釈・判断などを行う際に用いられます。ステレオタイプも同様に、「あの人は子ども好きだからいい人だ」といった特定のイメージによる簡略化された物事のとらえ方です。人間は生きていく上で膨大な量の情報を処理する必要があるので、ある程度の先入観で情報を整理し、対処しています。ですから、私たちは何らかの先入観をもっているのが当然で、それ自体を否定する必要はありません。「先入観はよくない」と思いがちですが、効率的な情報処理という点で大切な認知のメカニズムなのです。

しかし、この特性を正しく理解することなく、自分はそんな偏見は抱いていないという認識になってしまうと、逆にこれらに振り回されることになります。先入観そのものが悪いのではなく、排除すべきなのはそのなかにある固定観念によって、私たちが思考停止状態に陥ってしまうことなのです。

先入観の長所と短所を知る

先入観と同様に、私たちには自分に都合よく情報を選択してとらえるという特性があります。有名なのがイソップ物語の『きつねとブドウ』のお話です。きつねはどうしても木の上のブドウを取ることができず、「あのブドウはすっぱいからね」とごまかします。私たちも、失敗は他人や状況のせいにして、自分自身の自尊心を守ろうとします。指導がうまくいかなかったとき、「あの人はもともとやる気のない人だから」といった具合です。また、自分の解釈に都合のよい情報だけを覚えていて「ほらやっぱり！」と思うのも、認知的不協和という同じメカニズムです。

先入観や心理特性による思考停止に気をつけろ

このような人間の物事のとらえ方に対する知識をもって、固定観念や決めつけによる思考停止にはまり込んでいないかを、注意してみることが必要です。

2 多面的にとらえてみる

どうやって思考力を鍛えるかを考えていくと、人間の「考えることを省略する」という特性をコントロールすることが課題になるというのは皮肉なことです。この「考えることを省略する」特性は、看護の実践現場でよく見られる別の事象にも影響しています。

「声がけ」「振り返り」「よい学びになった」など、看護の現場でしばしば用いられ、なんとなくそうだなあと思える言葉は要注意です。たとえば、「声がけ」の意味を考えると、「患者に対して行動を促す言葉をかける」であったり「患者への関心を言葉で表現すること」であったり、「それが継続的に行われることが必要」であるなど、たくさんの要素が含まれていることに気づきます。

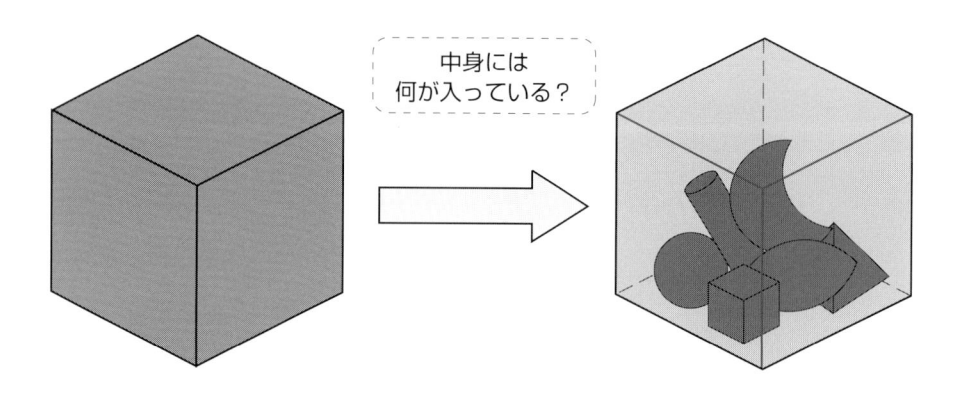

中身には何が入っている？

慌ただしい実践現場では、ともすると共通理解している（あるいは、そう思い込んでいる）ということに安心してしまい、これらの言葉がもっているさまざまな意味、つまり中身のことを気にもしないで、表面的な言葉だけを使って納得した気分になってしまうことがあります。これがまさしく、思考停止の落とし穴なのです。

素敵な言葉に要注意

「そもそもなぜそれをやるの？」「それは具体的にはどういうこと？」「ほかの言葉に言い換えると？」1つの言葉でもいろいろな問いかけができます。それに気づけば、止まっていた思考はもう動き出しているはずです。

看護師不足という問題が新聞、テレビなどでしばしばとり上げられていますが、それに対して「看護師不足って深刻なんだぁ」としか反応できなければ、思考を鍛える機会を自ら放棄していることになります。せめて自分の仕事にかかわる出来事には関心をもつことが必要です。そして、重要なのは関心のもち方です。「へーそうなんだ」で終わるのではなく、その現象の背景に関心を向けることが大切になります。
　「それはどうして起こっているのだろう？」
　「それは誰が言っているのか（どこから発信された情報か）？」
　「誰が得するのか？　損をするのは誰か？」
　「この後どうなるのか？　どんな影響が出るのか？」
　現象の表面だけを見て慌てるのではなく、その裏側で起こっていることを考え思考力を鍛えるのです。それはやがて現象そのものを予測し、あらかじめ多くの対策を講じることを可能にする豊かな発想や鋭い洞察力を生み出すはずです。

その現象の背景には何があるのかを考える

　すべてのものにはよい面と悪い面があるものです。私たちは経験的にそれをよく知っています。
　たとえば、頑固で自分の意見を譲らない患者さんがいます。入院中はいろいろな検査や処置にも納得がいかないとたくさんのクレームをつけますから、いわゆる手のかかる患者としてちょっと敬遠されています。でも、退院して1人暮らしをするのであれば、それぐらいが安心です。自分の意見がちゃんとあるので、どんな生活を大切にしたいかをしっかりと主張しサポートを得ることが可能です。疑り深いので、そんじょそこらの悪質セールスには引っかかりません。
　…とこんな具合に、環境条件が変われば評価だって逆になるのです。常に、柔軟にプラスとマイナスの両方を考えることが大切です。

物事の両面を見る

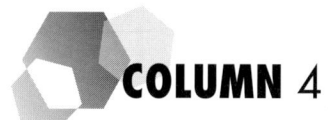

COLUMN 4
["思い"と"思い込み"の違い]

　尊敬する上司の「これをやりたい」という「思い」には、共感して一緒にがんばろうという気持ちになれます。しかし、あまり親しくない同僚の「絶対これがいい」という「思い込み」には賛同できないでしょう。この「思い」と「思い込み」の違いとは何でしょう。

　尊敬する上司には「信頼」があります。過去にさかのぼって考えると、一緒に仕事をしてきて、習慣的によい成果を出したとか、楽しかったとか、少なくともプラスに評価していいという確信があるはずです。逆に、そうでなければ、信頼もできないでしょうし、尊敬もできません。つまり、この上司の「思い」は、習慣的プロセスによって正しい（正当化されている）ものといえるのです。言い換えるならば、この上司の「思い」に対しては、それが自分の思いとして置き換えたときに、正しい道筋を示しているということを経験的に知っているのです。

　また強い信頼があれば、（未だ正当化されていない）より新たな上司の「思い」を、（盲目的に）自分の「思い」としても問題がないと思える可能性があります。習慣的なプロセスは、信頼によって省略できるのです。

　一方で、親しくない同僚の「思い込み」はどうでしょう。親しくないという時点で、習慣的な蓄積はないでしょうし、信頼もありません。したがって、その「思い込み」は、それが正しいとは判断できませんから、自分の「思い」にはならないでしょう。

　つまり、組織において、その「思い」を共有するためには、日頃から信頼を醸成しつつ、常に正しさを示すだけの習慣的なプロセスが重要なのです。ある日、突然「これをやりましょう」と提言しても、誰からも賛同を得られない場合は、それが信頼できないか、正しいと理解できないかのいずれかの理由で、メンバーの「思い」になり得ないからです。

　もし、信頼がなかったとしても、やろうとしていることが絶対的に正しければ賛同は得られます。どんなに嫌な同僚の言うことでも、たとえば「火事だから逃げてください」と言われて、目の前に炎が迫っていれば、それに従うはずです。しかし、新しいこと、これから始めようとすることのように、その正しさを示す手段がない場合は、信頼の比重が大きくなります。日頃から信頼されてこそ「あの人の言うことならやってみよう」と思うわけです。

3.【思考力】を鍛える

3 異なる価値観に触れる

　視野狭窄に陥ることなく、創造的な思考力を鍛えることが必要とはいっても、毎日の業務のなかだけでは限界があります。仕事の特性にもよりますが、限られたメンバーとの業務で、特定の領域の知識を集中的に扱うという状況であれば、新しい異なる価値観や考え方を意識的に外部からとり込むことが有効になります。

　一般的に新しい知識を得る手段としては、書籍・雑誌・学会誌などの文献があります。これは看護や医療にかかわる専門書籍である必要はありません。さまざまな視点からの文献が新しい発想の源になります。漫画や写真集などにも影響を受けるかもしれません。

　また、文献以上に近年重要度を増しているのがインターネットの活用です。情報の質がさまざまであり、信頼性に問題のある情報もありますが、現代の知識獲得に欠かせないものになっています。

外から知識をとり入れる

　忙しい人には、情報提供サービスやメーリングリストなどのサービスを活用することが有効でしょう。たとえば、ピックアップされた医療や看護の情報が、ニュースレターが FAX やメールで届くというサービスなどもあります。

　また、新聞・テレビ・ラジオなどの旧来のマスメディアも、大きな情報源です。なぜ？どうして？と特定のニュースにこだわることも必要ですが、広く浅く世のなかの流れや動きに関心をもつこともとても大切です。

　情報が氾濫しているとはいえ、意識をして情報や知識をとり入れようとしなければ、新しい情報に触れる機会はなかなか得られません。一番怖いのは、外からの知識をとり入れることがないことを当然のこととして、何の疑問を感じず思考を停止させてしまうことです。

常に新しい情報に触れる

新鮮な情報や知識の塊は、なんといっても人間です。インターネットや書籍、さまざまなメディアも人がつくり出すものです。まだ本やインターネット上に記されていない極めつけの新しい情報こそが人なのです。会いたいと思う人にどんどん会って、さまざまネットワークを広げることはとても重要です。そのために、セミナーや学会、研修会などを利用して、いろいろな出会いの機会を得ることが有用になります。さまざまな学会や研修会などは、就職して間もない時期からどんどん参加して、慣れておくことも重要です。異なる環境での多くの出会いが、あなたの視野を確実に広げてくれることでしょう。

　人との出会いにおいては、出会いの場という側面だけでなく、対面したその人とどのようなやりとりを交わすことができるかも、とても重要な要素になります。遠くから観察するだけの場合と、参加し直接触れ合うのでは経験の豊かさはまったく違ってきます。たとえば、学会に参加することをとっても、ただ資料集を片手に発表を聞いて終わった人と、発表をして質問や感想をもらい、ほかの発表に質問をして、そこでのやりとりを体験した人の間には大きな差が生まれます。

> **生きた情報の塊！
> 人のネットワークを広げる**

　視野を広げ思考力を深めることのできる出会いがつかめるかどうかは、専門職としてのコアスキルが大きく影響するという側面もあります。特に、異なる業種の人々と接する際には、一定の基本的なビジネスマナーも必要になりますし、まったく違った価値観をいったんは受けとめる余裕やコミュニケーション能力も必要になります。人に付随する知識と情報は、それ自体が多面的で複雑です。したがって、それに触れる経験そのものが、思考力や対人力を鍛えるまたとないチャンスになるはずです。

> **異業種の人々と
> 交流できる力をつける**

4 アイデアをつくる発想法のいろいろ

発想法にはさまざまな方法があります。創造的思考力という点からアイデアの種をつくるやり方を紹介しましょう。

ブレインストーミングでアイデアの種をつくる

とても一般的な発想法で、いろいろなところで用いられているのがブレインストーミングです。「ブレスト」と省略されて、一般企業などでは頻繁に少人数でのディスカッションによって行われます。テーマを決めて、自由に意見を出し合いたくさんの意見を抽出することが目的です。看護の領域では、焦点を絞り込んだディスカッションを行うことがほとんどであるためか、このブレインストーミングにはあまりなじみがない人もいるようです。

このブレインストーミングで重要なことは、
・質より量でとにかくたくさんいろんな意見を出す
・お互いの意見を批評しない
・とりあえずのアイデアを重視して、否定的なことを言わない
・出てきた意見を結合し、それをさらに発展させる

なのです。看護現場でブレインストーミングをしてもらうと、最初に説明していても、「それは無理」という否定的な意見や、「人がいないからそれはできない」と実現できるかを問う意見がついつい出てきてしまいます。

「なんでもOK！」の議論を身につける

ブレインストーミングはアイデアの種をつくるぐらいのイメージです。そこで出てきたアイデアや思いつきを、しっかりと育てていろいろなプランにまで発展させるのですが、最初の段階で現実的な制限をつけてしまっては自由な発想は生まれません。

次々と柔軟な発想を生み出すためには、基本的なディスカッションそのものを、多様な意見を受け入れ、自分の考えと異なるアイデアを楽しむような余裕のあるものに変えていく必要があるはずです。

あるテーマに関して、自由に意見を出し合いたくさんのアイデアを抽出する際に有効で、問題解決をめざしたディスカッションにも活用できる方法が、マッピングを用いたディスカッションです。これはホワイトボードや白い大判の紙に、ディスカッションのなかで出てきた意見を次々とキーワードとして書き出し、ディスカッションの参加者全員がそれをにらみながら、そこから発想を広げたり、焦点化したりしていくという議論の方法です。

このマッピングによるディスカッション方法では、以下のことがポイントとなります。

・グループは4～5名が最適　それ以上にはしない。
・全員がマーカーなどの筆記用具を持って、書きながら考える
・自分の意見はほかのメンバーにキーワードとして書き出してもらう
・お互いの意見を引き出し合うかかわりを重視する
・たくさんのキーワードを書き出してボードや紙面に置いていき、似ている意見を集めて、関連したキーワードを結び付ける（マッピング）
・出てきた意見を結合したり、カテゴリーにまとめたり、それをさらに発展させる

このマッピングによるディスカッションでは、ボードや紙にディスカッションの内容がリアルタイムで地図のように表現されるので、全員が討議内容に集中することができます。また、メモを取らなくても、ボードや紙の記載内容をそのまま記録として使えるので、一石二鳥です。

マッピングによる「見えるディスカッション」

いずれの場合もまずは、とにかくたくさんの意見を出し合うというところがとても大切です。一見無駄なような意見をたくさん出し合うことで、お互いの考えを深く知ることができ、より自由で柔軟な視点から意見が生まれます。アイデアを生み出すような活発なディスカッションができることは、専門職としての大切なスキルであるともいえるでしょう。

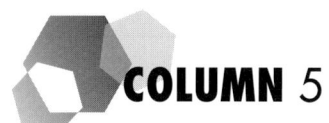

COLUMN 5
［アイデアメモを作る］

　自分の考えを整理するときや、1人でアイデアを生み出すときには、アイデアメモを作って考えをまとめてみましょう。グループによるブレインストーミングで考えを出し合って、これをマッピングするという方法は有効ですが、1人で考えなければならない場合にも、同じことを実践してみましょう。A4の白い紙を1枚用意して、そこに考えつくアイデアを散りばめながら、関係があるものをつないでみたり、対立するものに分けてみたりするのです。

　これはPCに向かって、文書を作成している場合にも自然にできます。たとえば、思いついた単語をどんどん入力して、そのキーワードたちをグループにまとめて（画面上で特定の場所に集めて）、そこに見出し（ラベル）を付けます。そして、この見出しを上手にレイアウトし直して、図解することもできます。また、見出しの下に集められた単語をつないで文章として記述していけば、簡単に論理的な文章も書けます。KJ法（川喜田二郎氏による統合収束の技法）の原理もこれに似ています。

　また、アイデアをまとめていく段階で、それぞれの項目をつないでいく作業をしますが、これは大切なモデルの構築作業でもあります。単純な因果関係を示すことができればわかりやすいモデルとなります。結果が再帰的に原因に影響を及ぼすフィードバックモデルもあります。さらに3つの要因が循環的に三者関係を作る場合もあります。また異なる原因によって結果が影響を受ける場合、2×2の表にまとめられれば、これは立派な論理モデルになります。

原因 → 結果
単純な入出力

原因 → 結果（フィードバック）
フィードバック

要因A、要因B、要因C
三者（循環）関係

2×2モデル（要因A：あり／なし、要因B：あり／なし）

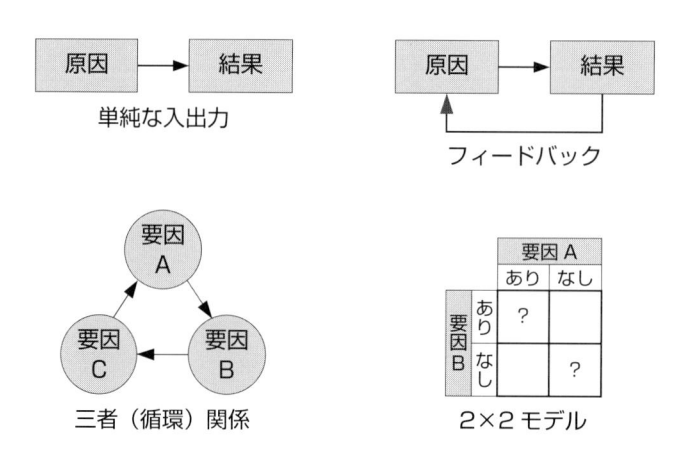

　それぞれの見出し（ラベル）を効率よく配置しなおして、論理的な図が描けたらそこから生まれる文章には自然と説得力や論理性が生まれているはずです。

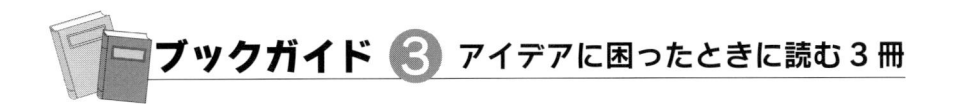

ブックガイド ❸ アイデアに困ったときに読む3冊

学びを結果に変える　アウトプット大全
樺沢紫苑　著
サンクチュアリ出版、2018年

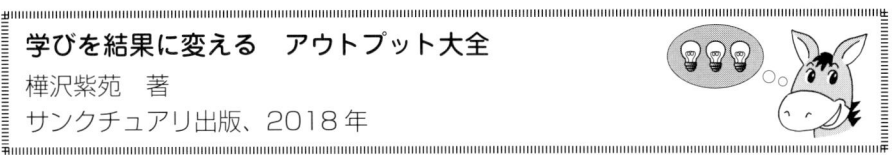

　「話す」「書く」「行動する」といったアウトプットのために必要な、「アイデアの出し方」「記述の方法」など80の方法を、わかりやすく親しみのある表現でまとめています。自分の成長を加速させることができる具体的な日々の実践が満載。

問題解決手法の知識
高橋　誠　著
（日経文庫）日本経済新聞社、1984年

　問題とは「期待と現状の差である」という定義を据えて「発散（解決のアイデアを出す）と収束（アイデアを評価して絞り込む）」という問題解決についての、さまざまな技法をコンパクトに提示しています。

創造の方法学
高根正昭　著
（講談社現代新書）講談社、1979年

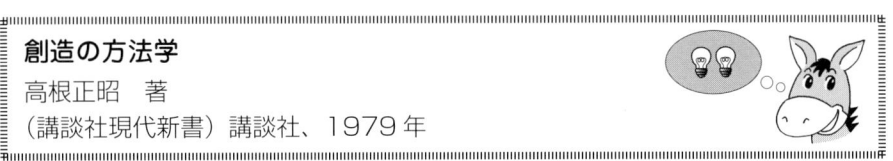

　創造は、いかに仮説を構築して、これを検証していくかという議論に帰着します。職場でのアイデアの実践も、研究論文の理論モデルの提示も、枠組みは同じです。コンパクトな新書サイズで、正しい方法を学べる希少な書です。

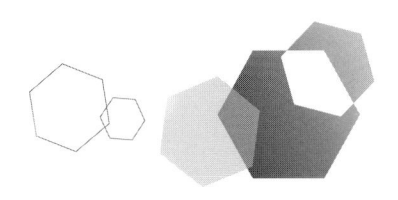

part 4 【対人力】を身につける

1 相手に影響を与える

　対人力とは組織で仕事をするときに、対面する人や集団とのかかわりで求められる能力です。これは相手との円滑な関係を築いていく力であり、意図的な行動をしなければこの力を発揮することはできません。看護職は、看護を通して患者やその家族にかかわり、チームでの活動によって結果を出していかなければなりません。たとえどんなに優れた看護実践能力をもっていても、他者とのかかわりなしに発揮される力はあまり効力がありません。

　実践現場では、説明や説得によって相手に働きかけ、他人に動いてもらうことで目的を達成することが必要になります。自律した専門職として仕事をするためには、この対人力が欠かせません。

> **人に影響を与え動いてもらうと
> できることが大きく広がる**

　対人力のコアとなるコミュニケーション能力は、看護の基礎教育において繰り返し学びます。しかし、看護実践現場で多くの業務に追われ、ともすれば自分のコミュニケーションパターンを貫くのみということが起こりがちです。また、患者とのかかわりでコミュニケーションを重視していても、同僚やほかの専門職との関係づくりでは、ほとんど意識していないという場合も少なくないのです。

> **相手の共感と協力に欠かせないのが
> 対人力としての「コミュニケーション」**

　自律した職業人としての看護職であれば、そこから抜け出し、「それなら手伝おう」「なるほどそれは大事だ！　一緒にやりたい」と、相手に変化を起こす対人力を身につけることが必要です。相手に共感してもらい協力してもらうには、アセスメントなどの論理的思考力だけでは不可能です。人に影響を与えられるコミュニケーション能力＝対人力が欠かせないのです。

コミュニケーション能力を鍛える！というと、それを「話す能力」と考えてしまいがちですが、本当に必要なのは、インプットとアウトプットのバランスのとれたコミュニケーションです。アウトプットコミュニケーションには、書く・話す・見せるといった能動的なコミュニケーションスキルが含まれます。このため、私たちの関心は、発信するコミュニケーションに向けられることが多くなります。しかし、実際に人と人とのかかわりによってつくられる組織では、聴く・読む・観察するといったインプットコミュニケーションが、想像以上に大きな力を発揮しているのです。

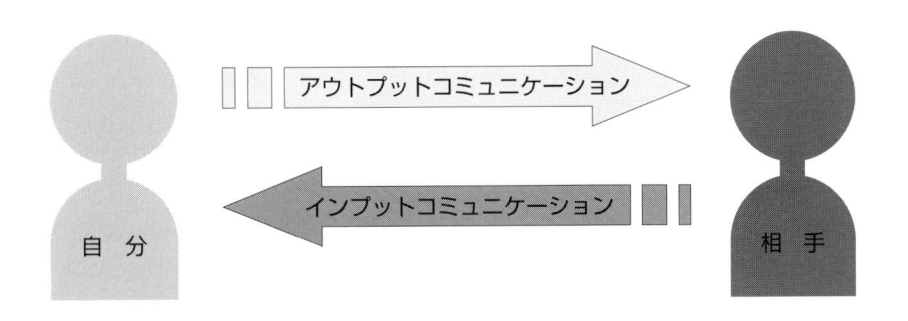

自 分　←アウトプットコミュニケーション→　相 手
　　　　←インプットコミュニケーション←

　解釈の仕方によってその意味が変化するコミュニケーションのような事柄について、人は自分の失敗をついつい相手のせいにするという思考傾向をもっています。したがって、うまくいかないときに自分のやり方を見直して修正することが実はとても難しいのです。メッセージを伝えようとするとき、一方的に自分の伝えたいことを相手に投げかけるだけでは、こちらの意図は伝わりません。メッセージの意味は、それを送る人ではなく、受け取る人が決めるのだということを覚えておきましょう。

メッセージの意味は受け取る側が決める

　自分の送ったメッセージを意図したとおりに受けとめてもらうためには、インプットコミュニケーションの能力を十分に磨いて、そもそも相手は何を求めているのか、相手の反応はどうか、というシグナルを見逃さないことが大切です。伝えたいと思うメッセージとともに、その先の受け手をしっかりと見据えることが必要になるのです。

1 人と人の間にあるもの

　現代ではコミュニケーションに対する関心はとても高く、私たちのプライベートの人間関係でもコミュニケーションの大切さは繰り返しいわれています。
　「コミュニケーションを十分にとっていなかったからこんな結果になった」とか、「あんなにコミュニケーション能力のない人間とは仕事をしたくない」など、現代社会で生活し仕事をする多くの人が、身につけたい能力でありながら、その難しさに直面しています。
　コミュニケーションをわかりやすくいえば、「意味や感情を含む情報をやりとりすること」です。相手に一方的に情報を送るだけではなく、そこで感情を分かち合うという双方向のやりとりがコミュニケーションなのです。

> 「コミュニケーション」は
> 意味と感情を含むやりとり

　たとえばコミュニケーションを言語的なものと非言語的なものに分けたり、コミュニケーション能力を論理的・感情的に分けたりして整理するやり方は、現在では一般的です。コミュニケーションとしてやりとりされている内容が、それだけ複雑で多岐にわたっているために、整理が必要になってくるのです。
　このコミュニケーションを、患者やその家族に対する直接ケアという場面だけでなく、同僚やほかの専門職との関係づくりといった広い視点で仕事全体に効果的に活用することが、専門職業人としての働き方として必須なのはいうまでもありません。

コミュニケーションでは、実に多くの情報がやりとりされます。「メラビアンの法則」として有名な、心理学者アルバート・メラビアンの研究では、一定の条件で人が言葉だけでなくさまざまな情報に影響を受けることが示されています。

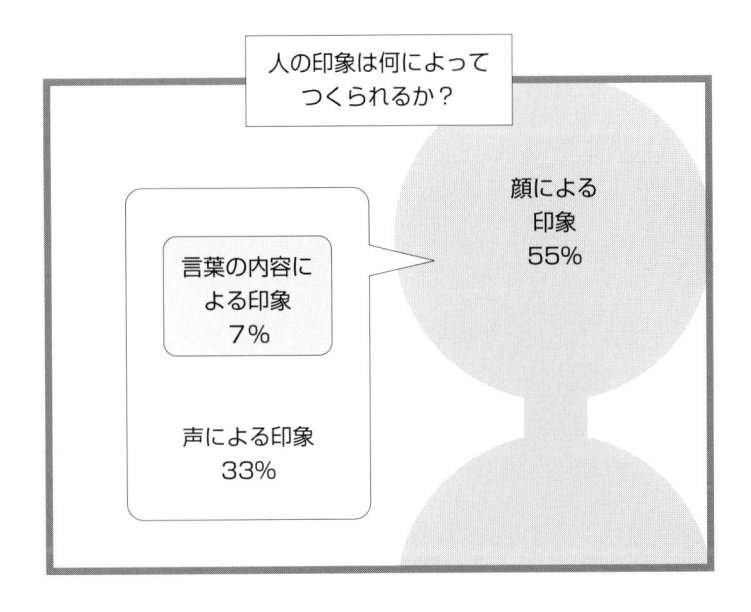

人の印象は何によって
つくられるか？

言葉の内容に
よる印象
7％

顔による
印象
55％

声による印象
33％

つまり、やりとりされる言葉の内容だけでなく、熱意のある大きな声や、真剣な表情、そして、きちんと整えられた服装や髪型などが無視できないどころか、場合によってはそれが相手の判断を左右することがあるということです。したがって、コミュニケーションで、「内容さえ正しければよい」「よい内容であればきちんと伝わるはず」といった認識を修正する必要があります。

伝える情報の内容が正確で素晴らしいことはもちろん大切ですが、見た目や態度のような非言語的なコミュニケーションや、感情の側面も活用した総合的なやりとりが結果につながる対人力として、欠かせません。

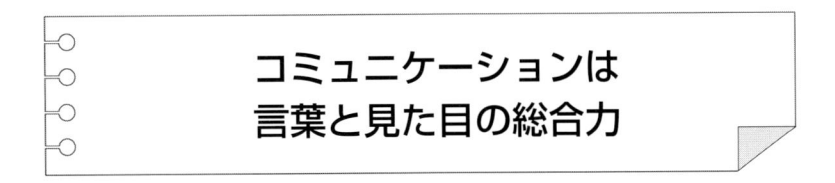

コミュニケーションは言葉と見た目の総合力

2 メッセージはできる限りシンプルに

　医療現場において、看護職は日常的に十分な説明を行うことを期待され、自らもその役割を果たそうと努力をしています。その説明の際に相手の状況を考慮せずに、こちらの伝えたい情報を大量に提供することは、多くの知識や情報をもつ専門職がついついやってしまっている行動です。

　また、配る資料の量が多ければ…、難しい学術用語を使うといいかな…と、大量の資料を用意していることは、よくあるのではないでしょうか。

情報量が多ければよいとは限らない

　情報が大量で説明すべきことが複雑であればあるほど、それを焦点化し、伝える内容を絞り込んでシンプルにすることが大切になります。

　余分なものをきちんと削ぎ落として、究極には一言でいいたいことを表現する力がメッセージを明確にする能力だといってもいいでしょう。メッセージがシンプルであることは間違いなくとてもわかりやすいのです。

大事なことは一言でいえる！

　エレベータートークという言葉があります。シリコンバレーの起業家がエレベーターに一緒に乗り合わせた人に、自分のアイデアを要約して伝えてビジネスチャンスを得るというエピソードに由来した話です。「こうしてほしい！」「こんなことはどうだろう？」そんな提案や意見は、一言でいえるほど絞り込まれていれば、ごく短い時間でも相手に理解してもらうことが可能だと、クリアなメッセージの重要性を伝えています。エレベーターで一緒になった短い時間で相手に伝わるメッセージの送り方を考える。そんなイメージトレーニングも、対人力を鍛えるのには効果的です。

ダラダラと長いメッセージに慣れていると、短い明確なメッセージをつくるのは、意外と難しい作業になります。その克服方法は、やはり実際にやって1つひとつ丁寧に確認することです。具体的な対面コミュニケーションの鍛え方は次項で詳しく触れるので、ここでは自分の思いから、無駄な部分を落とすシェイプアップ法をチェックしておきましょう。

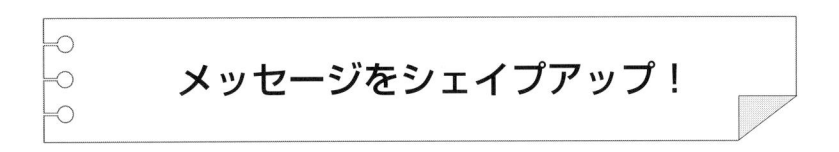

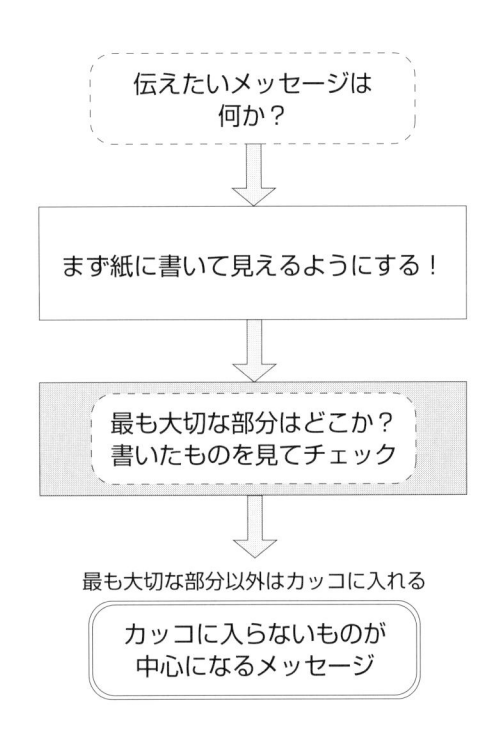

メッセージをシェイプアップ！

伝えたいメッセージは何か？

↓

まず紙に書いて見えるようにする！

↓

最も大切な部分はどこか？
書いたものを見てチェック

↓

最も大切な部分以外はカッコに入れる

カッコに入らないものが中心になるメッセージ

　たくさんの説明をしたからといって、必ずしもそれが相手の理解や同意につながるわけではありません。自分のメッセージを整理し、絞り込む力があってはじめて、それを実現する力が発揮されるのです。「相手に理解してほしい」「ともに協力してその目標に向かって進みたい」そんな真剣な思いがあるときには、一旦その思いから余分なものを削り取る作業をしてみましょう。本当に伝えるべきメッセージが、結晶のようにはっきりと見えてくるはずです。

3　めざすものを共有するために

　看護チームのなかにもさまざまな個性がありますが、チーム医療を構成する専門職として活躍する場を広げていけば、組織にはもっともっと多様な人たちがいます。そして、そのすべての人が私たちと同じ価値観をもっているわけではありません。立場の違い年齢の違い、経験の違い、専門性の違い、これらの多くの違いを乗り越えて仕事をやり遂げるには、納得して共有できるビジョンや目的・目標といった「めざすもの」がなくてはならないのです。

> **立場や意見が違うからこそ「めざすもの」を共有する**

　私たちは、「できることをとりあえずやってみよう」「動き出せば次のステップが見えてくるはず」と考えて、大小さまざまなプロジェクトをとりあえずスタートさせてしまいがちです。そうすると、何をどこまでやればいいのかが曖昧で、どうなっているのかは誰もわからず、目標がコロコロ変わる混乱状況に陥ってしまうでしょう。そして結果的に、すべての参加者がすっかりやる気を失ってしまいます。それを防ぐためには、ビジョンや目的が論理的に正しいだけでなく、対人力という観点から行うべき重要な実践があるのです。

　多職種を巻き込んで行われるプロジェクトの成功には、必ずある共通点があります。そこで例外なく重視され着実に実践されているのが、めざすものをすり合わせる作業です。プロジェクトチーム全員がみんなで議論し、共有できるものを創り上げることが行われています。逆にいえば、ともに分かち合うという実践があるからこそ、めざすものを共有できるのです。

> **意見をいい合い議論する「すり合わせ」は欠かせない**

プロジェクトのメンバーが意見を出し合い、議論によってお互いの考えを理解しあうことを「すり合わせ」といいます。看護職の場合、この「すり合わせ」に対してなじみのない人も多いのではないでしょうか。

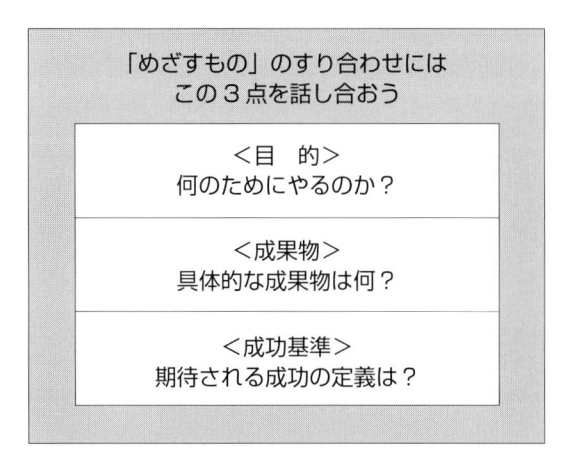

```
「めざすもの」のすり合わせには
この3点を話し合おう

＜目　的＞
何のためにやるのか？

＜成果物＞
具体的な成果物は何？

＜成功基準＞
期待される成功の定義は？
```

看護診断、目標管理、キャリア開発、リスクマネジメント、クリティカスパス…など、看護領域では、少しでも有効とされるツールや考え方を、積極的に導入しようとする傾向があります。「めざすもの」を明確にしなくても、なんとなく「いわれたからやる」ことが少なくありません。しかし、プロジェクトの実施とは、異なる考えの人々が同じ「めざすもの」に向かって協力し進んでいくことです。自分が心から「そうだ！　こんなことを実現したい」と共感できる目標や目的をつくり出すことが、違いを越えて人の力を集めることにつながるのです。

> **なぜ？どこまで？どうしたい？
> それをとことん議論する**

すり合わせを行い、お互いの立場や経験の違いによる多様な意見を出し合って、「よし！　それを一緒に実現しよう」といえるゴールをつくることが大事です。本当にめざすべきゴールになら、あらゆる違いを乗り越えてお互いが協力し合えるはずです。

> **本物の「めざすもの」に
> 人は心を動かされる**

2 対面コミュニケーションの力…その鍛え方

対面する人や集団との円滑な関係を築いていくための対面コミュニケーションをどうやって鍛えるか？　その第一歩として、まずコミュニケーションに対する考え方を、What（何を）からHow（どうやって）へと切り替えることが必要です。

そして次のステップは、How（どうやって）を知り、それをやってみることが必要です。どんなに知識があっても、適切なタイミングで行動ができなければ、何の変化も起こりません。

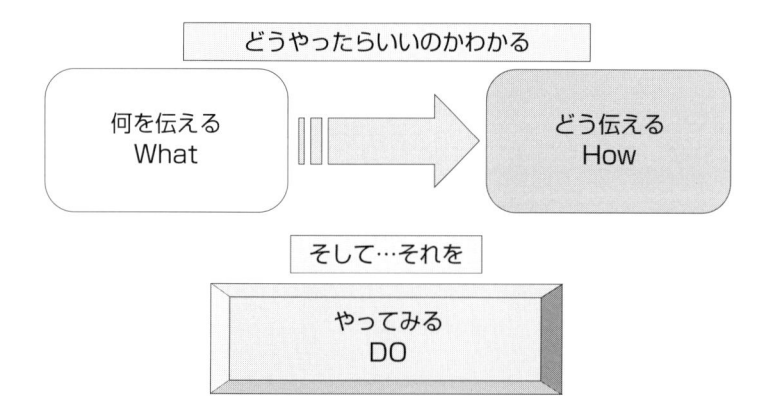

```
         どうやったらいいのかわかる
  ┌──────────┐         ┌──────────┐
  │ 何を伝える │   ──▶   │ どう伝える │
  │  What    │         │   How    │
  └──────────┘         └──────────┘

         そして…それを
       ┌──────────┐
       │ やってみる │
       │    DO    │
       └──────────┘
```

対面コミュニケーションには無数の場面があるようでいて、実は1対1と1対多数のコミュニケーションの組み合わせで成り立っています。この2つのパターンについて、「どう伝えるか」というHowの部分をしっかりと知り、実際にやってみることで、対面コミュニケーションを実践で使えるコアスキルとしての対人力へと鍛え上げることが可能です。

> 🔖 **2つのパターンをクリアすれば大丈夫！**

対人力のコアとなる対面コミュニケーションは、「聴く」「相手へのフィードバック」「コメントする」「ディスカッション」といった、日常的で基本的なコミュニケーションの反復が有効な練習になります。つまり、日常的なコミュニケーションで、どうやったらいいのか＝How という流れをしっかりつかんで、それをやってみること＝Do で身につけていくのです。それが対面コミュニケーションの無理のない鍛え方です。

　また、看護の実践現場ではいろいろなところに数多くの練習のチャンスがあります。毎日の業務を考えると、コミュニケーションを鍛える時間なんてとれないと感じている人は、コミュニケーションを日常使うものでなく、特別の何かのように錯覚してしまっているのです。さまざまな指導、新人看護師との会話、看護学生とのかかわり、医師へのリクエスト、カンファレンス、事務連絡調整の電話、病棟会での提案…。

毎日ちょっとした How を繰り返し実践する

　小さな How を仕事のあらゆる場面でどんどん使うことで、さまざまな対面コミュニケーションのトレーニングが可能となります。何度も何度も繰り返すことが、あなたのコミュニケーションを確実に変えていくのです。

　部下や同僚のコミュニケーションに対して、「あれじゃあダメ！変わってくれないと」という危機感をもち、なんとか変えたいという気持ちから、コミュニケーションに関心をもつ場合も少なくないようです。

まずは自分の行動から変える

　他人の行動を変えるのは、とても難しいことです。しかし一方で、人は常に自分に対する他人の態度に関心をもっています。人間が社会的動物と言われるのは、相手の行動にさまざまに影響を受けて自分を変えていくからです。したがって、相手を変えるためには、まず自分の態度を変えることからスタートし、最初の小さな変化を起こすことが何よりも大切です。

1 「聴く」を実践する

看護現場において、看護職は患者と日常的に対面しさまざまなコミュニケーションを行っています。そのなかでも「聴く」という行為は、看護基礎教育で重視され、患者の話にしっかりと耳を傾けることの重要性を繰り返し学びます。ところが、今の臨床看護現場では、実際に患者と接する際に看護職に余裕がない状況が広がっています。多くの看護職が常に、「次はあれとこれとあの処置をやって…」と、目の前の患者に100%集中することが難しい環境で活動しているのです。

> まずは話を聴いてみる！

そのため、多くの看護職は受身型のインプットコミュニケーションの実践が苦手になっています。具体的には、説明やアドバイスに偏っていることが多く、相手の意見を聴くことをほとんどしていないのです。実際に、次項で述べるアクティブリスニングの演習を体験してもらうと、ほとんどすべての参加者が、「普段どれだけ相手の話を聞いていないかを実感した」と答えます。

時間がないからできないだけで本当はできるはず、そう思いながらアウトプットに偏ったコミュニケーションを重ねることで、コミュニケーションはどんどんバランスを失っていくのです。

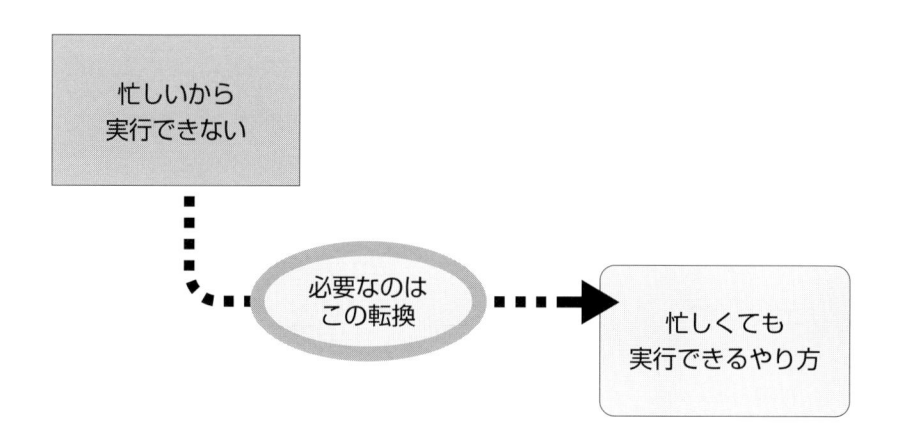

忙しいから実行できない → 必要なのはこの転換 → 忙しくても実行できるやり方

近年のコーチングスキルなどへの関心の高まりとともに、「聴く」ことの重要性が認識されてきています。にもかかわらず、「聴く」能力のトレーニングについては、「その気になればできる」という感覚がまだまだ根強く、それほど重視されていません。

「コミュニケーションの意味は受け手が決める」といわれているように、コミュニケーションを鍛えるには、自分のやり方がどうかを相手に評価してもらうことが最も効果的です。少なくとも、相手の反応を注意深く観察し、自分のやり方がどうだったかを振り返るだけでも、かなりの訓練になります。

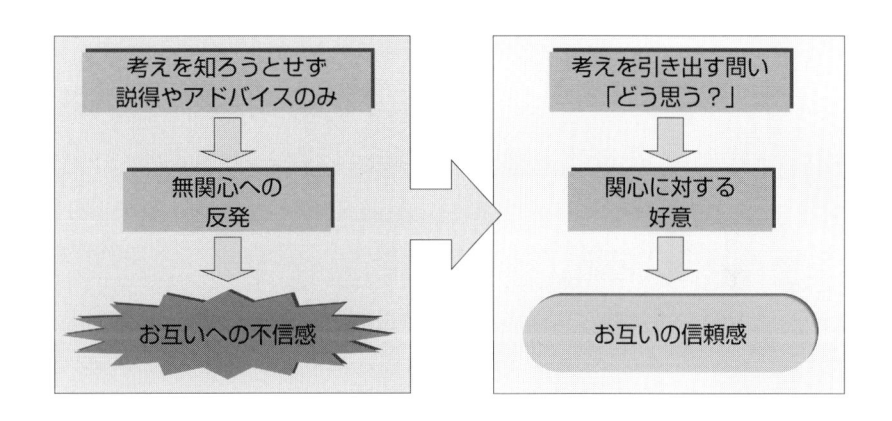

```
考えを知ろうとせず          考えを引き出す問い
説得やアドバイスのみ         「どう思う？」
      ↓           →          ↓
   無関心への              関心に対する
    反発                    好意
      ↓                      ↓
 お互いへの不信感          お互いの信頼感
```

「自分は聴くのが苦手だ」という人からは、相手が意見を言ってくれないから結局自分が話すことになる、という感想がよく聴かれます。上図の左側の状態が典型的で、管理職に多く、問いかけをしないで説得やアドバイスを行うというパターンです。これでは聴き手には、「意見を聞いてもらえなかった」という不満しか残りません。どんな素晴らしいアドバイスでも、不満にかき消されてしまいます。

問いかけから聴く態度をつくる

このタイプには、先に「どう思う？」という言葉を心の底から気持ちを込めて問いかける方法を提案します。自分で自分を、相手の話を聴かないといけない状況に追い込むわけです。この問いかけによって上図右側のような、肯定的な流れを生むことができるはずです。

2 アクティブリスニング

インプットコミュニケーションの聴くという行為のなかに、近年、人材育成や交渉術のコミュニケーションスキルとしても注目されているアクティブリスニングがあります。これは積極的傾聴と訳される場合もあります。

相手の話の内容を丁寧に聞き取るということを「聴く」とするならば、アクティブリスニングは「聴く」だけでは不十分です。ここで最も重要なのは、話し手に対する積極的な関心を、どれだけ態度として表現できるか、なのです。

> 相手の話を聴いている…
> それだけでは不十分

アクティブリスニングを実践する際のポイントを、実際の場面を想定して確認していきましょう。以下に、アクティブリスニングの聴き手がやるべきことを示してあります。この順番でそのまま実践するのがオススメです。

> How（どうやるか）を
> ポイントでつかむ

頭でごちゃごちゃ考えるよりも、実際に行動してみることが何より有効です。どうやるかというHowの流れを一通り頭に入れたら、実際に誰かとペアになってまずは練習してみましょう。そして「感じ」をつかんでください。

実際にやらなければ、「やり方を知っている」というところから進歩することはありません。「知っている」から「できるようになる」というレベルにステップアップしなければ、残念ながら実際の仕事では使えないのです。

1) 聴くための環境を整える

> **聴くための準備①**
> ☑ 話し手との距離は 60 ～ 70 cm。腕を曲げた状態で相手の肩に触れられる程度を目安に「接近する」
>
> 相手との距離は親近感と比例する。積極的な関心を示すには、接近することが効果的。「こんなに近く？」と思うぐらいで OK

　お互いの距離の設定はとても重要です。一般的な世間話でなく自分の将来のことや悩んでいる気持ちを打ち明けるには、お互いの距離が近いことが必要になります。聴き手は接近することによって、話し手に対する積極的な関心を伝えることもできます。

> **聴くための準備②**
> ☑ 話し手と 90 度の直角をつくるように向かい合う。できれば机と椅子でゆったりと
>
> 適度にリラックスしつつ、近い距離でも緊張しない 90 度で向かい合うスタイルを作る。できれば、机を間にして、しっかり話に集中できる環境を整える。

　聴き手の正面に座った状態では、取り調べになってしまいます。話し手から率直な気持ちや、感じたことを話してほしければ、緊張感をやわらげる 90 度の角度で相対して会話することをオススメします。

> **聴くための姿勢①**
> ☑ 話を聴くときは、腕を組む・脚を組む・頬杖をつく。この 3 つは絶対に避ける
>
> 相手に対する尊敬のこもった態度を身につける。
> 腕を組むのは拒絶、脚を組むのは尊大な印象、頬杖は無関心などを連想させる。
> 姿勢をよくして相手を見て、誠実で明るい印象をつくる

　聴き手自身が、座り方、表情、動作をある一定の形に整えて、聴くための気持ちを盛り上げることがとても大事です。態度を整えると、不思議なもので気持ちもそれに沿って自然に生まれてくるのです。逆に、どんなに誠実な気持ちがあっても、ふてぶてしい態度ではその誠実さは伝わりません。

　ここまでの準備ができたら、次は実際のアクティブリスニング場面を想定してイメージトレーニングをしてみます。

2) イメージトレーニング

　聴く姿勢と環境を整えるための基礎知識を得たら、アクティブリスニングを自分が実践しているところをイメージして、具体的にどう行動するかを考えてみます。まず、普段の会話で自分が相手の話をどんな態度で聞いているのかを思い出してみましょう。

　多くの人は自分の聴く態度にあまり関心をもっていません。相手の話には注意を集中していても、話し手その人に対する関心を態度で表現することや、自分が相手にどんな印象を与えているかを考えて、相手の話を聴いたことはあるでしょうか。観察していると、話の内容を理解しようとするあまり、ずっとメモをとって話し手をまったく見ていなかったり、話し手に耳を接近させていったり、ということが珍しくありません。

　そんな聴き方は過去のものとして、話し手に全神経を集中し積極的な関心をもって聴くことを実践してみます。アクティブリスニングを実践する自分をイメージすると、具体的にどう行動するかを考えることができるはずです。

聴くための姿勢②
☑ アイコンタクトとあいづちは話し手に合わせて行う

> 話を聴いているときは、基本的に相手の目を見る。アイコンタクトとあいづちは、相手の話し方を真似るのが最もハズレがない。身振りを交えて話すタイプには派手に反応する、感情を表に出さずに話すタイプには、静かに反応するのが成功の秘訣。

　どのような態度で反応するべきか、アイコンタクト・あいづち・手の動き・表情、まばたきの頻度などの動作に注目することで、ポイントをつかむことができます。これらはいずれも見た目の印象を大きく左右する大切な要素です。

　自分ならこうやろうというプランを大まかにつくっておきますが、基本とするのは相手に合わせるという方法です。自分のよいと思う聴き方を相手に当てはめるのではなく、話し手の話の仕方を注意深く観察して、それに合わせて、自分の反応を変えるというやり方がよいでしょう。

　ここまでの準備ができたら、さあ、実際にやってみましょう。

3) アクティブリスニングを実践してみる

2人組になってアクティブリスニングのための環境と態度を整えます。話し手と聴き手の役割を決めたら、話し手は設定したテーマについて考えたことを聴き手に自由に話すという形でスタートしましょう。時間は5分程度から自由に設定しますが、高い集中力が必要になるので30分以内にします。

> アクティブリスニングの練習①
> ☑ 「どう思いますか？」「考えを聞かせていただけますか」などの質問からスタートし、相手への関心を態度として示しながら聴く
>
> アドバイスや説得・注意はしない。とにかく聴くことだけに集中する。
> 話し手が気持ちよく話せるような態度を前に出す。
> 表情をスイッチONにするイメージを頭にうかべてスタートする。

積極的な関心を態度に表して、相手の話をまずはすべて受けとめるという聴き方をやってみましょう。話を聴いている自分の態度が相手にどのように見えているかを意識して、積極的な関心をその人に向けるという聴き方に専念します。これが最もシンプルなアクティブリスニングの実践です。

> アクティブリスニングの練習②
> ☑ とにかく最後まで話し手の話を聴く。
> 批判・アドバイスは話を全部聴き終わったその後で
>
> 「…でもね」「だって」「そうは言っても…」を使わない。
> 納得できない内容については、すべて聴き終わってから反論する。

関心をもって聴く態度と、同意することはイコールではありません。実際の看護現場では、最後まで話をきいてから、必要に応じてハッキリと否定の意見を述べましょう。

> アクティブリスニングの練習③
> ☑ ついついアドバイスしたくなる自分の気持ちに気づく
> 関心をもって聴いてもらうことの心地よさを知る
>
> 聴くことがもたらすものに気づく。
> 2人組で練習する以外に、実践のコミュニケーションに部分的に取り入れるなど、練習のやり方はどんな形でも可能。

まずは実践してみて、自分の気持ちや相手の変化を感じたりすることが、大きな意味をもつのです。自分に関心をもって聴いてくれる相手に対して生じてくる信頼感は新鮮な発見かもしれません。聴くことのいろいろな可能性が実感できるはずです。

3 「ほめる」の発想を変える

　「ほめて育てる」「ほめることが大切」という考え方の浸透によって、特に管理職や後輩の指導を担当している看護職の「ほめなければ！」というプレッシャーには悲壮感さえ漂っています。その一方で、「他人の機嫌をとることなど看護の仕事ではないから必要ない」という考えの人もいるので、現場での指導の実態は大混乱といってもいい状況でしょう。この項では、対面コミュニケーションのなかの「ほめる」に代表されるアクノリッジメント（acknowledgement）について正しく理解し、その鍛え方を具体的に提示します。

　他人からほめられると、人は自信をもつことができます。自己評価が低く自分に対して自信がない人も、他人からの「すばらしい」とか「十分満足できる内容です」といった反応によって、自尊心を高めることができます。基本的欲求である承認欲求が満たされる点からも説明できますし、他人から認められるということは、人に否定されるとか攻撃されるといった不安を消し去って安心を与えてくれるのです。

　現在、「ほめる」ことの重要性がさまざまなところで認知されています。これには、アクノリッジメントというコーチングの考え方が大きく影響しています。コーチングは相手の自発的な行動を促すコミュニケーションの技術で、人材育成に欠かせないスキルとして多くの企業でも活用されています。アクノリッジメントとは、相手のそのままの姿を認めて力づけることで、コーチングの最も重要なスキルの1つです。相手の存在そのものを認める行為や言葉のすべてがこの行為になります。あいさつや感謝の言葉も、その背景に相手の存在を認める気持ちがこもっていれば、それはアクノリッジメントになります。「ほめる」ことは、このアクノリッジメントの代表的なものなのです。

> 「ほめる」とは
> 相手の存在を認めること

「ほめる」というのは、どうしてもほめる側がほめられる側を評価するという面が強くなります。上から下を見るというイメージです。よく聞かれる「ほめることがない」というのは、まさにこの評価の視点で「ほめる」ことをとらえていますから、よい評価ができない人は「ほめる」ところがない、「ほめられない」ということになってしまいます。

しかし、対人力としてしっかりと鍛えるべきは、より広い意味でのアクノリッジメントを用いたコミュニケーションのスキルです。それは、相手の存在を認めることなのです。何ができているかでなく、その人の存在そのものをほめるのです。評価という視点から離れると、ほめることの幅を格段に広くすることができます。

評価から離れて相手をほめる

アクノリッジメントには、「ほめる」以外に「事実を伝える」「気持ちを伝える」「存在に気づいていることを伝える」「しかる」「任せる」などたくさんの具体的な行為があります。「ほめる」はその代表選手なのです。

私たちは日常生活のなかで、ほめてから依頼すると何かをやってもらうのに効果があることをよく知っています。つまり「ほめる」ということを、相手を思い通りに動かすための手段として用いることに慣れています。そのため、ついついその先のお願い事に気をとられて、適当にほめていることが少なくありません。

相手の存在を認めるための「ほめる」を実践するには、まずは、その先の損得を考えずに、全力で言葉と態度に表すことです。いつも顔をあわせる人が心がけているだろう姿勢や身だしなみなど、相手のことをしっかりと見て「いつも○○してくれているよね」と心をこめて言葉と態度に表現してください。

相手のことを心から認め
言葉と態度にして表す

そのために、日頃接する人たちが他人から自分のどこを見てほしいと思っているのかを想像してみましょう。1人に対して5分間、それぐらい使っても損はないはずです。そこから新しいコミュニケーションが生まれるのですから。

4 「態度」を意識して選択する

　私は看護師として勤務していたとき、患者さんの言いたいことをすべて聞いていたら何時間もかかってしまう、そうなると自分の業務が満足にできなくなるに違いない、そう思い込んでいました。だから、いつも患者さんの前では忙しそうにしていました。そうすると気持ちもどんどん忙しさが強くなって、ふりではなく本当に忙しくなっていきました。患者さんもいつも気の毒がってくれて、おかげで話を聴いてほしそうにする人も少なくなりました。そして、私は、「じっくりと話を聴く態度の大切さは知っているから、時間さえあれば私にはいつでもできるんだ」ずっとそう思っていました。そう信じていたかったのかもしれません。

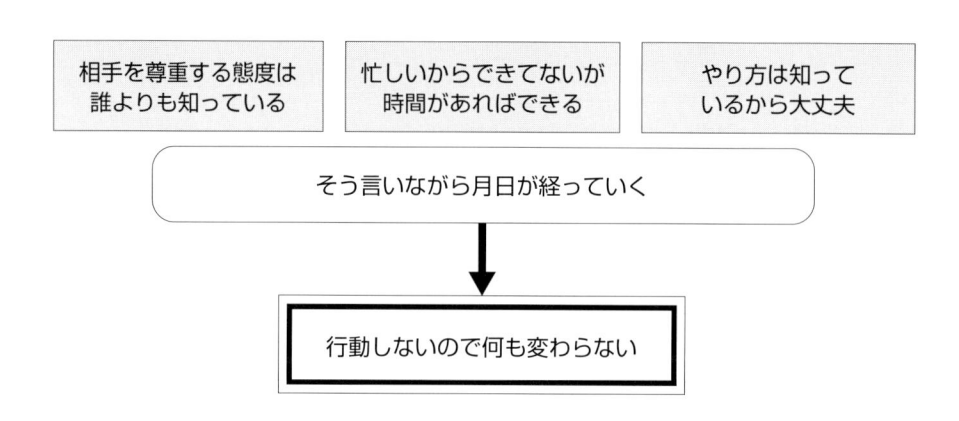

| 相手を尊重する態度は誰よりも知っている | 忙しいからできてないが時間があればできる | やり方は知っているから大丈夫 |

そう言いながら月日が経っていく

↓

行動しないので何も変わらない

　めまいがするほど忙しい看護の現場で、相手の言葉に集中して一生懸命聴くこと、積極的に相手に関心を示して表現すること、まず相手の忙しさへの気づきを言葉にしてから依頼すること、それらを知っていてもやるかどうかは結局自分自身の選択です。悲しいことですが、忙しい業務をすぐに変えるのはほとんど不可能です。しかし、その忙しさのなかでどんな態度をとるのかは、今、この瞬間に自分で変えることができるのです。

> **どんなときも自分の態度は自分で自由に選べる**

「あの一言でやる気がなくなっちゃうよね」というのはよく聞きますが、「あの一言があるからがんばれるよね」というのは、ほとんど聞いたことがありません。それだけコミュニケーションをフルに活用した対人力で、仕事に成果をあげている人が少ないのです。

やる気をすっかりなくしてしまう恐ろしい一言に「なんで？」があります。何気なく使ってしまう言葉ですが、状況によっては相手のやる気を根こそぎ取り去ってしまいます。質問をしているようでいて、相手への否定や非難がたっぷりとつまったメッセージになります。

「なんで？」は会話の途中に相手の話をさえぎって使うのにとても便利です。無自覚に使われる「なんで？」という言葉は、相手を尊重するアクノリッジメントの対極にあります。うまくいかなかった理由を説明しているときに、「なんで？」と聞かれるのは、相手を否定するのに十分すぎます。

問いかけという否定

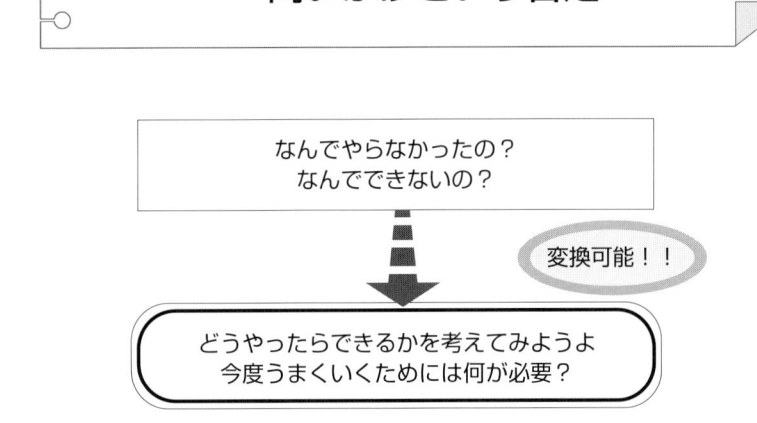

```
なんでやらなかったの？
なんでできないの？
      ↓  変換可能！！
どうやったらできるかを考えてみようよ
今度うまくいくためには何が必要？
```

考え方も大切ですが、割り切ってコミュニケーションの形を変えてみてはどうでしょう？　気持ちのなかに「なんでそうなの？」という言葉が浮かんできたら、転換して言葉にしてみるのです。「どうやったらできるだろう？」と

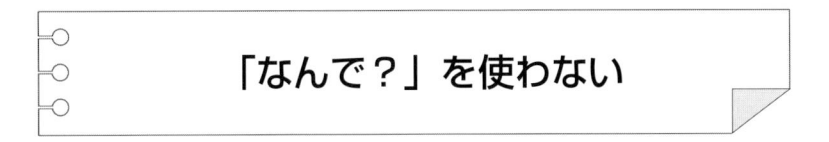

「なんで？」を使わない

無自覚の「なんで？」を使わないと心に決めて、それを行動にしてみるといろいろなことが変わってきます。気持ちをもっているだけでは伝わりません。単純でも言動で表すことが大切なのです。

5　対話をつくるポジティブフィードバック

　対面コミュニケーションで最も効果が高いと思えるものが、このポジティブ・フィードバックです。「ほめる」こともその1つですが、より具体的で日常の小さなこととして行動するイメージがつかみやすいのです。相手から届いたメッセージを、前向きな反応としてしっかりと相手に送り返す。このイメージはどんな行動をとるべきなのかを、私たちにはっきり自覚させてくれます。

　「調べておいてね」と言っておいた宿題をやってきた新人看護師に、頼んでいた処置の報告をしてくれた同僚に、あなたはどんな返事を返すでしょうか？

　「ちょっと今忙しいの」「あ、はいはい」

　こんな返事が返ってきたら相手はどう感じるでしょうか？「すごく眠かったけどがんばってやったのに」、「忙しいなかで必死で時間をつくったのに」、共通するのは、自分は大切に扱われなかったという気持ちです。

　相手からのメッセージに気持ちをこめた返事を返すことは、シンプルですがとても大切なポジティブフィードバックになります。忙しい毎日の仕事だからこそ、それをやる人とやらない人に大きな差が生まれるのです。

> **相手の目をしっかりと見つめて本気の返事を返す**

　「忙しかったのに大変だったでしょう。ありがとう！」いつも一緒に働いている仲間だからこそ、照れずに目を見て真剣にいってみましょう。この思いが届きますように！そう願いをこめて、相手にポジティブな返事を送るのです。あなたの対人力は力強く変化をしていきます。

ポジティブフィードバックは、対話のパターンとして看護の実践現場で展開しやすいので、以下のような会話の流れをイメージしながら、活用することをオススメします。しっかりと聴く姿勢、ポジティブなエネルギーを相手に送り返すコミュニケーション、相手に意見を押し付けない提案は、慣れないうちはぎこちなくても、繰り返すことで自分のものになってきます。

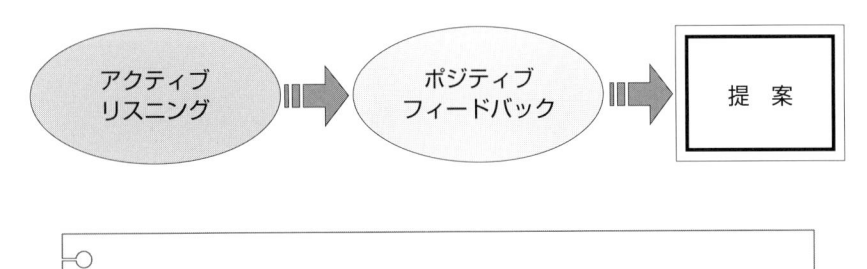

アクティブリスニング ➡ ポジティブフィードバック ➡ 提案

ポジティブフィードバックの実践

初めはある適度シナリオをつくって、それをそのまま、同僚や部下や先輩、ともに働く医師やほかの専門職、患者さんにも活用してみましょう。

1. まず相手の訴えや報告へのアクティブリスニング

2. 相手の「言っていること」「やっていること」「考えていること」からよいところやがんばっている点を見つけ、それを伝える。

    * 「私（I）メッセージ」と「あなた（You）メッセージ」を効果的に使う。よく観察して、相手が認めてほしいことにポジティブなフィードバックができるように練習する

3. 「私はこの点がとても面白いと思う」…I メッセージ
   「あなたのアイデアはすごいね」…You メッセージ

4. 「もっと具体的にしてもらったら私にはもっとわかりやすいと思った」「参考程度に聞いてほしいんだけど…」

    * I メッセージで提案する
    * 相手にノーという選択権を与えることがポイント

6 コメントする力

　仕事のなかでは、いろいろな場面で自分の意見を簡潔に述べることが必要になります。一対一で相手にコメントするには、ポジティブフィードバックの基本パターン（P.97）で十分に対応できますが、コメントする相手が複数の場合は、いくつかのポイントをおさえておく必要があります。

　カンファレンスや勉強会、院内の会議や地域の研究発表会など、3～4人、多い場合は数百人の前で、コメントを求められる機会もあります。そこでは「なるほど」「さすがだな」と思わせることが重要になるのです。特にコメントをするのが苦手という人は、しっかりと準備をしてコメント力を鍛えておきましょう。

大原則①　短く！

　コメントは短くまとめることが大原則です。やたらに長いというのは絶対に避けるべきです。そのためには、メッセージを絞り込む（P.81）ことが重要です。また、自分が一定時間をどれだけの文字数で話しているのかを把握しておくことが必要になります。それによって、自分の話す時間を確実にコントロールできるからです。たとえば、普通に話して30秒なら150字だからメモで7行ぐらいという目安をもっていると困りません。

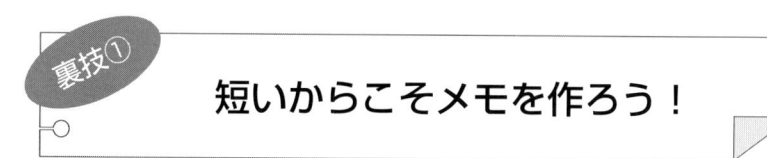

裏技①　短いからこそメモを作ろう！

　適当に話しているから、とんでもなく長くなったり的外れなコメントになったりするものです。どんなに短くてもコメント用メモをつくりましょう。できれば事前にメモを作成し、現場で修正を加えるのが理想的です。1分だから何字あるいは何行という具合にメモをつくります。最初はメモをそのまま読めばよいのです。コメントする機会が多い人は、場所が変わればメモは何度も使えますからかえってお得ですよ。

大原則②　ポジティブに！

4.【対人力】を身につける

　どんなに鋭い分析や重大なポイントの指摘であっても、コメントは相手の役に立ち、モチベーションを上げるものであることを前提とすべきです。そのためには、相手にポジティブフィードバックを行ってから、不十分な点を指摘し改善点を提案するという流れが必要です。そんなコメントは場にポジティブなムードをつくり、よい影響を与えるのです。

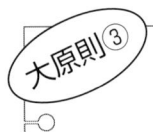

大原則③　人と違うことをいう！

　「先ほどの方と同じ感想ですが…」といわれると、聞いている方は「だったら言うな」と突っ込みたくなります。ほかの人とは違う着眼点で、「この人は違うな」という印象が生まれます。人とは違ったところに注目して、なるほどと思わせるコメントをすると効果は抜群です。

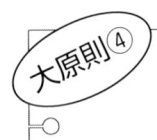

大原則④　ポイントをおさえる！

　発表の一番のポイントが何かをがっちりつかんでいれば、それにズバリコメントしたり、あえて外して別のことをコメントしたりのどちらもハズレはありません。発表者の最も大切にしていることをつかみましょう。抄録や資料の誤字脱字は後で教えてあげればいいことです。

裏技②　大勢の中の数人の目を見る！

　聴き手の数が多いほどコメントの時の「見た目」が重要になります。自信をもった態度は鋭い分析以上に影響力をもちます。背筋を伸ばして聴き手と視線を合わせることであなたの見た目に力が生まれます。このとき会場全体を漫然と見渡すのでなく、会場の何人かに「あなたに聞いてほしい」という願いを込めて視線を送りましょう。これによって、聴き手全体に目を見て話している印象を与えることができます。会場の一人ひとりに、あなたのメッセージを視線で届けるという気持ちを忘れないようにしてください。

7 目からうろこのディスカッション

あなたの病院の会議は大丈夫？

まずは、この表でいつも参加している会議や話し合いを思い切りチェックしてみてください。

①報告や資料説明が長すぎて大事なことを話し合う時間が足りない
②意見が内容でなく声の大小や押しの強さで決まる
③他の事（絵を描くとか寝る）をしていても大丈夫
④アイデアを出さないのに人の意見にネガティブなことばかり言う人がいる
⑤1人の話が長くてうんざりすることがある
⑥何も決まらなかったことが少なくない
⑦「それじゃ今までの話はなんだったの？」と思うことがある
⑧「いつまでやるの？」とうんざりしたことがある
⑨意見を言うと、「じゃあそれはあなたがやって！」といわれるから、みんなが意見を言わないような雰囲気だ
⑩それならメールで済むのにとよく思う

齋藤　孝：会議革命、PHP文庫、P.5の表より抜粋加筆

そして、気の毒なことにほとんどの項目が当てはまってしまった人は、ディスカッションのやり方を大きく変えることを考える必要があります。わくわくするような話し合いは不可能ではありません。

まずは最も身近なグループディスカッションのやり方を考えていきましょう。

仕掛けをつくる

ファシリテーターとは集団の知的な相互作用を促進する人と定義されます。効果的な話し合いをつくり上げていく人です。そういわれると「私には無理！」という人ばかりになってしまうので、ディスカッション奉行を決めます。ディスカッションをする人はこの人の指示に従うというルールです。ディスカッションでは、みんながお奉行様のいいつけに従うのです。

道具と準備運動・ルール説明で形を整える

　基本的には3章で取り上げたマッピングを使ったディスカッション（p.73）です。参加メンバーの意識を集中させるための道具（紙やホワイトボード、付箋紙など）を用意します。次に、ディスカッションの準備運動とルール説明を行います。

　4～6人のグループディスカッションなら、3人がけの横長テーブルは1つだけにして、ぎっしり満員という雰囲気をつくります。頭を使って集中するディスカッションに、個人的な記録のスペースはいりません。

　ディスカッションは他人の頭を使いながら、アイデアを引き出しあうという感じです。また、ポジティブフィードバック（p.96）を行うことを確認します。発言する人を見て、その意見に関心があるという姿勢を態度にすることをお互いが約束しましょう。

　準備が整ったらスタートです。このとき熱意のない態度の人が1人でもいれば一気にしらけてしまいます。メンバー全員ができる限り机に接近して、前傾姿勢になるようにしましょう。狭い机がここで有効になってくるわけです。

ゴールを確認する

　何をゴールにするのか？　必ずそれを決めて全員が共有します。たとえば、「看護記録の時間を10分短縮するためには何をすべきかについて、具体的アイデアを10個以上出す」という、具体的なゴールを設定しましょう。ディスカッションの成果が明らかになり、やりがいが格段に違ってきます。

終了時間を決める

　時間制限をつけて、そのなかでなんとしても結果を得る、ということを徹底させましょう。「えっ！それだけしかないの？」という危機感が一気に集中力を高めます。また、時間厳守で終了すると、最終的には逆に余裕が生まれます。具体的には15分か20分程度でもOKです。

　ディスカッションする面白さが経験できると、話し合いの場が少しずつ変わってきます。あなたもぜひトライしてみてください。

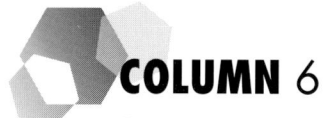

COLUMN 6
[モチベーションのことを知る]

　「やる気」とはモチベーションという言葉で表され、現在は「やる気」「意欲」「やりがい」などの、人に何らかの行動を起こさせたり、行動を変えさせたり、続けさせたりする心の動きのことを指します。部下の「やる気」を引き出すことも大切ですが、自分自身のモチベーションを維持して、仕事で結果を出し続けるためにも、モチベーションに対する理解は大切です。ここでは、モチベーションに関する代表的な考え方を紹介することにしましょう。これらの理論による視点から、自分や他人のモチベーションをどうやって引き出すかを分析的に考えることが可能になります。

　まず、モチベーションを欲求という考え方からとらえることができます。マズローの基本的欲求には、親和の欲求、自我の欲求、自己実現の欲求といった高次の欲求があります。自己実現し承認されることを望むのは人間の基本的欲求であるというこの考え方は、そのまま組織のなかで働くモチベーションを説明づけることができます。

　モチベーション理論のなかで最も有名なものに、動機づけ－衛生要因理論（二要因理論）があります。アメリカを代表する経営理論家で臨床心理学者でもあるハーズバーグによって示された理論であり、人には動物的な欲求や経済的な欲求とともに、心の中の向上心を満たそうとする欲求（動機づけ要因）があるという考え方です。つまり、人はモノやお金だけで行動するのでなく、仕事の面白さや価値がモチベーションに大きく影響するというものです。このハーズバーグの考え方は、経営に対する考え方に大きな影響を与えました。労働条件を整えて、賃金や休暇を満足するものにするだけでは、モチベーションを高めるのに十分ではないということが示されたからです。

　ほかにも、デシによる内発的動機づけ理論や、ブルームによって提唱されポーターとローラーによって精緻化された期待理論などが有名です。内発的動機づけ理論は、「有能さ」と「自己決定の感覚」が個人のモチベーションになるという考え方です。この2つのことを実感できるとき、人は、自分を有能で自己決定できる存在だと感じることができます。それによって人は意欲を燃やし努力していくというのです。一方の期待理論は、組織メンバーのモチベーションが、「目標の魅力×主観的な達成可能性」で決まるという考え方です。努力によって成果が上がる可能性と、その成果がどれくらい魅力的かというバランスによって、モチベーションはさまざまに変化するのです。

4.【対人力】を身につける

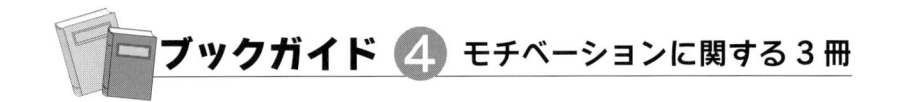

ブックガイド ❹　モチベーションに関する3冊

図解ビジネス心理学1 モチベーション やる気を引き出す20のポイント
林　恭弘　著
総合法令出版、2005年

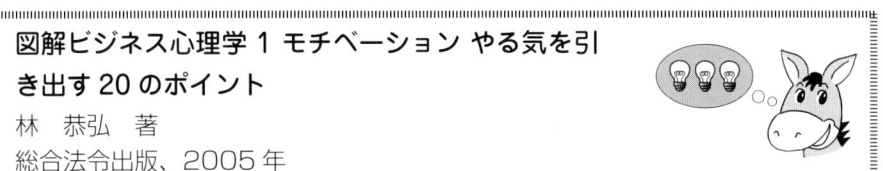

　モチベーションに関する心理学的な考え方を著者の視点で再構成し、わかりやすく紹介しています。パターン別にやる気を高める方法が示され、基本的考え方とその活用の仕方がバランスよく盛り込まれた、読みやすい一冊です。

変化を生み出すモチベーション・マネジメント　6つのマジックで思考と行動が変わる
小笹芳央　著
（PHPビジネス新書）PHP研究所、2011年

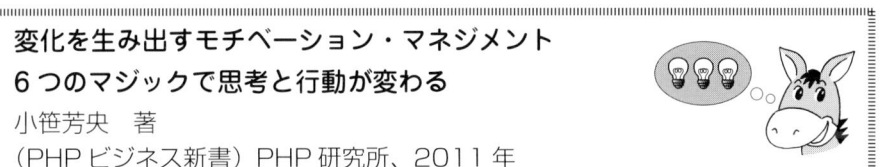

　モチベーションそのものの理解よりも、組織のリーダーとして部下のモチベーションをいかにして育て、組織を変化させていくかという視点で構成されている本です。具体的な方法とともに背景となる考え方もわかりやすくまとめられているので、自分自身のモチベーションを考えるときにも役立つはずです。

企業内人材育成入門
中原　淳　編著
ダイヤモンド社、2006年

　人材育成に関連する心理学・教育学の基本的理論が紹介・解説されています。モチベーションに関しては、「動機づけの理論」として3章に収載され、企業における人材育成の視点から、理論に関する専門的な内容も網羅されています。一言内容紹介が添えられた参考書籍のリストも便利です。

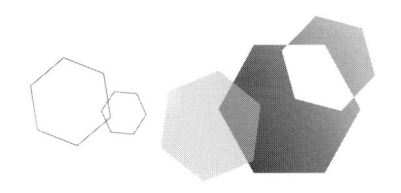

3 文書にしてみる

　文書を作成するということは、誰かに見せることが前提になります。したがって、人に理解されてこそ、よい文書といえます。そのためには、読み手の立場や文書を読む状況に配慮しなければなりません。時間がない相手に対して、長々と全部を読み終えなければ理解できない文書では意味がありません。逆に、詳しく知りたいと思っている相手に、要点だけをまとめた文書を渡しても満足してもらえません。よい文書とは、相手のことを考えてつくられている文書なのです。

　知りたい内容も、読み手によって異なります。同じ看護職でも臨床現場にいれば、より具体的で実践的な内容を求めるでしょうし、管理者であれば組織的な問題や全体の質の向上といった内容を求めるに違いありません。

読み手の立場、状況を考える

　文章を作成する場合、どれぐらいの分量が適切なのでしょうか。文書によって異なりますが、一般的にはA4用紙に1枚程度が基本です。それよりも長ければ読むのに時間がかかり、短ければ説得力のある議論の展開が困難となります。文書を読むことやつくることが仕事ではなく、それでどのような成果をあげるかが重要ですから、内容があってコンパクトなことが大切です。

　1つの段落に1つのテーマを絞り込んで、簡潔にまとめる訓練を続けていけば、必ず上達します。限られた字数で「最低限いわなくてはならないこと」を意識し、次にいうべきことは何かと優先順位をつける能力を鍛えれば、読み手がなるほどと思う文書をまとめる術は、自然に身につきます。

まずはA4用紙1枚に簡潔に書く

文書が完成したら、どんなに忙しくても、必ず見直しましょう。読みやすさや理解しやすさは、内容だけでなく、文書自体が美しく整っているかなどの、「見た目」に影響されます。したがって、誤字脱字をチェックするだけでなく、文字の間隔や余白のバランスなど、体裁にも十分に気をつけることが必要です。

　特に倫理的な問題を見過ごしていては、1つの文書が大変な事態を引き起こしかねません。どんなときにも必ず見直す癖をつけるようにしましょう。繰り返し実践していれば、徐々に見直しのポイントが絞り込めるようになります。ミスを取り除く細かい作業が、結果的に文書の質を向上させるのです。

見直してこそ文書の質が上がる

　電子メールのように外部とのやりとりを前提とする場合には、それなりのルールがあります。細かいことにこだわらなくても、中身があればいいと思いがちですが、基本的なルールを知らない人という先入観をもたれては困ります。

　見やすさだけでなく、正確さや効率性など、あらゆる面で合理的に伝えようと思えば、しっかりとルールに則ることです。

　そして、読み手のことを考慮した文書は、ルールを守ることによって、結果的に相手の立場を尊重した伝達の方法として実現されるのです。始めから、さまざまな配慮をすることは難しいと感じたら、まずは徹底的にルールに則って、よい癖を身につけていくことです。

徹底的にルールを守って文書をつくる

1 目的を明らかにする

　文書を書くということは、必ず誰かに見せることが前提となります。自分用のメモであっても、未来の自分は書いたときの自分とは別人のように新鮮な気持ちで見るかもしれません。ましてや、他人であれば、予備知識のまったくない状態で見ることになります。したがって、自分の書いた文書の読み手を想定することが第一の課題となります。

誰が知っておくべきことなのか

　単なる報告であれば、簡潔に箇条書きにするべきです。それは、事実関係を伝えることが目的だからです。忙しい上司に見せることが想定されるので、見るための時間は短いほうがいいはずです。多くの書類を読まなければならない上司にとって、簡潔で要点がまとまった報告書のほうが効率的だからです。
　逆に、部下に手順を教える文書であれば、簡潔に書いてしまっては伝わりません。自分が当然と思っていることでも、丁寧に記述する必要があります。
　このように、誰に伝えるかという視点と同時に、どのような目的で書くのかが重要なのです。単なる事実の報告なのか、新しいとりくみを提案するのか、さらには、どのようなメリットがあるのかが、短くても読み手に伝わる必要があります。

それを書くメリットは何か

　相手のメリットを考えることは、その文書をどのように活用するのか、あるいは、活用してほしいのかを考えることです。読み手がそれを見て、組織としての意思決定を行うのか、貴重な記録として分析した上でマニュアル化して全員に周知するのかでは、当然、記述のポイントも異なります。

4. 【対人力】を身につける

```
         ┌─────────────┐
    ┌───→│ 文書を作成する │←───┐
    │    └──────┬──────┘    │
    ↓           │            │
┌────────┐     │      ┌──────────────┐
│誰に伝える？├──────────→│読み手の状況を考える│
└────┬───┘            └──────↑───────┘
     ↓                        │
┌────────┐            ┌──────────────┐
│何を伝える？├──────────→│ 理解を促す書き方 │
└────┬───┘            └──────↑───────┘
     ↓                        │
┌────────┐            ┌──────────────┐
│メリットは？├──────────→│ 文書の位置づけ │
└────┬───┘            └──────↑───────┘
     ↓                        │
┌──────────────────────────────────┐
│  活用方法は？　いつまで保存？       │
└──────────────────────────────────┘
```

どのように活用するのか

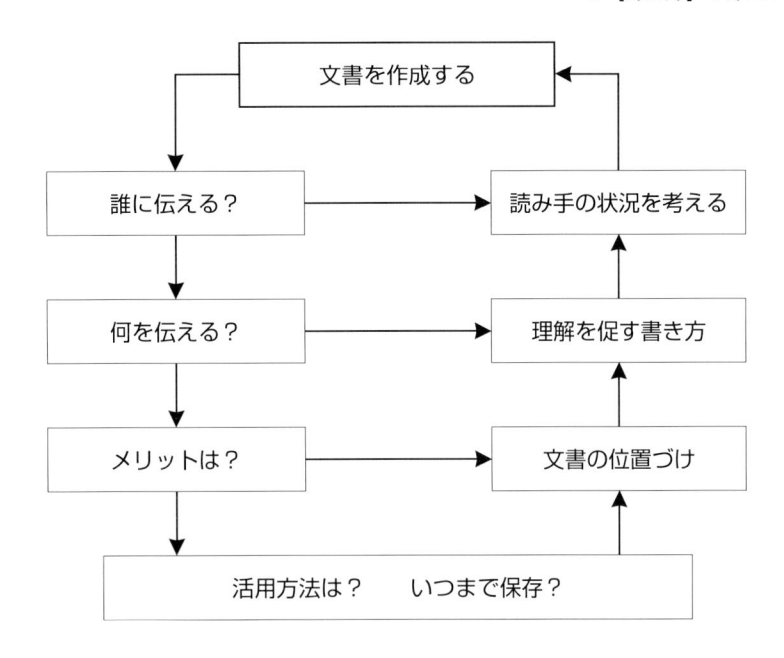

　文書には保存期間があります。いずれは内容を見直すのか廃棄するのかという選択に迫られます。それがなければ、職場はやがて書類の山に埋もれてしまいます。重要な書類には内容だけでなく、そのものを長期間保存しておくことが必要なものもあります。勝手に廃棄されては困るわけです。いつまで保存すべきなのかは文書によって、その使われ方によって異なるのです。

　ある程度、成熟した組織の業務に関しては、書類の用途・目的によって規定の書式が用意されています。そして、書類ごとに見直しの期間や廃棄の期間が設けられていることもあります。これに当てはまらない文書もたくさんありますが、規定の枠外で、文書を作成するときは、まず規定の中に該当する書式がないかを確かめるといった注意も具体的に必要になります。

　文書を読んだ後の保存や更新・破棄までも含めて、総合的にどう活用するのかも大切な視点なのです。

2 文章の構成を考える

　文章を書き始める前に、構成を考える必要があります。一般に作文の技術として「起承転結」があります。物語の始まりの部分で状況を述べる「起」、これを受けて背景や経緯などの話を広く展開させる部分を「承」、さらに異なる視点を与えて重要な場面を述べる「転」、そして最終的な結論が「結」です。
　このような文章構成で考えを整理することも可能ですが、上司への報告であれば、簡潔に結果だけを示す内容でかまいません。しかし、その結果をもたらした原因こそを知らせる必要がある場合は、原因と結果の両方を示す必要があります。その文書を見せたときの、上司の反応を想像してみましょう。「どうしてこうなったの？」と質問したくなる内容であれば、原因を書いておくべきです。読み手の疑問に答えるような論理的な記述であれば、理解しやすい構成になっています。

> **読み手の疑問に答えているか**

　状況が複雑で、すべてを報告できない場合もあります。そんなときには冒頭で、その文書で述べる範囲や全体の機能のなかで受け持つ役割など、文書の全体を明らかにしてから、本論に入る必要があります。すでに結論が出ている場合は、そこに触れてもいいでしょう。未解決課題がたくさんある場合は、それらについても引き続き検討する余地があるという注釈が必要です。
　しかし、いずれの場合も、わかりやすい整理が必要です。それが本来の伝えたい部分と切り離せるものであれば、文章の中に取り込まずに、添付資料として明確に区別します。まわりくどく中途半端な概略の説明をしてしまうと、新たな誤解や深刻な混乱を招くことも少なくありません。

> **その文書は全体の中の
> どこにあたるのか？**

4.【対人力】を身につける

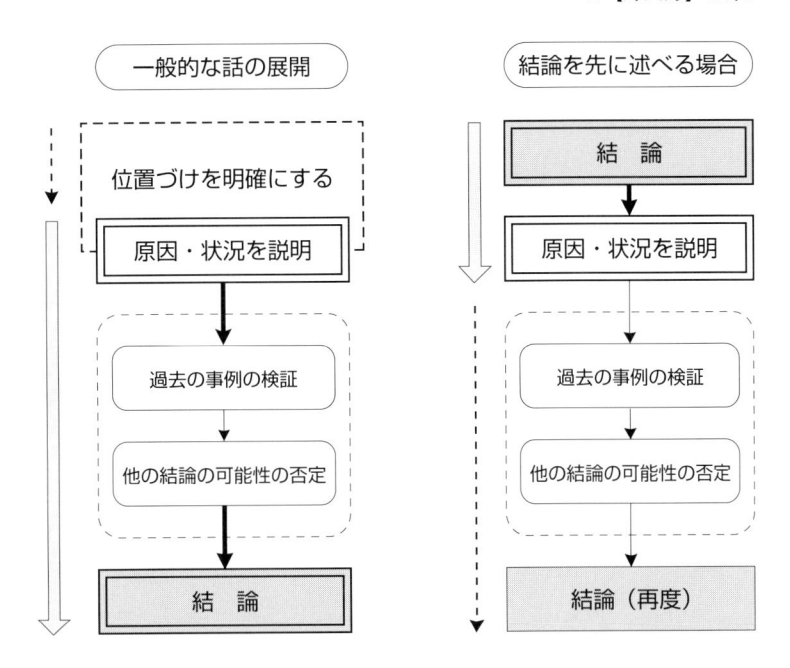

一般的な話の展開
- 位置づけを明確にする
- 原因・状況を説明
- 過去の事例の検証
- 他の結論の可能性の否定
- 結論

結論を先に述べる場合
- 結論
- 原因・状況を説明
- 過去の事例の検証
- 他の結論の可能性の否定
- 結論（再度）

　真っ先に「結論は？」と問われることもあります。冒頭で結論を述べる方法は効率的です。しかし、インパクトの強い結論であれば、最初に受けた印象にとらわれてしまうこともあります。後から必要な状況の説明をしても、まったく受け入れてもらえない事態も起こりえます。したがって、先に結論を述べる場合には、誤解を招かないように表現を工夫する必要があります。

結論から述べる場合は注意する

　相手に理解してもらうために一番重要な点は、主張が終始一貫しているということです。始まりの部分で掲げたことが、文章の終わりで結論づけられていることが重要なのです。書いているうちに、話がズレてしまうようでは、言いたいことは伝わりません。考えながら書くのではなく、初めに文章の構成を組み立てて、そこに必要な内容を加えていくという方法をとることが大切です。

主張は終始一貫しているか

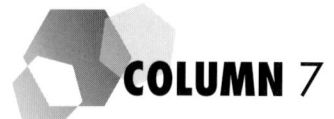

COLUMN 7
[タイトルや見出しの付け方]

　文書を作ると、そこには必ずタイトルを付けるはずです。さらに、大見出し、小見出しと、文章の中にも小さなタイトルは付きます。これらのタイトルは、適当に付けられがちですが、大変重要なものです。

　文書の中に散りばめられたタイトルは、集約されて目次となります。ほとんどの場合、初めて見る文書は、その目次を見て内容を類推します。つまり、見出しだけを読んでいけば、その文書の言いたいことの「あらすじ」が見えてくる必要があります。逆に、目次を見て、何が言いたいのかわからない文書であれば、誰も関心をもってくれません。小見出しであれば、そのパラグラフを要約して一言で言い表していることが望ましいです。先を楽しむ小説ではないですから、ネタをばらしていいのです。

　小見出しをつなぎ合わせると、それが、より上位の、大見出しを言い表していることが望ましく、そのような文書は、論理的な構造もすっきりとしてわかりやすいはずです。つまり、文章を書く1つの方法として、最初に見出しを決めて「あらすじ」を作ると、論理構造を作りやすいということになります。

　そして、書類をまとめた場合にファイルに付けるタイトルも重要です。ところが、勉強会の資料を集めたファイルの背表紙に「勉強会1」「勉強会2」などと書いてはいないでしょうか。後から資料として使うことを考えたら、「勉強会：生活習慣病」とか「抗精神病薬 勉強会資料」など、具体的な内容別に分類すべきです。また、よく見かける表記で「最新版」というものがあります。「最新版」は作ったその時は最新ですが、後から見たら、それがどの程度に新しいのかは一切不明です。改訂ごとに番号を振って「改訂3版」などとするか、日付で「2007年6月版」などと具体的に記載する必要があります。同様に「重要」という記述にも意味がありません。重要でなければ捨てればいいからです。重要度を色分けして、シールを貼るなどの工夫が必要です。

　このようにファイルをたくさんつくっていくと、どんどん増えて、置き場所もなくなり、同時に、情報過多でさらなる検索が必要になってしまいます。つまり、定期的に、ファイルや書類の棚卸しをして、古くなって不要になったものを処分しながら、まとめられるようなものを集めて一か所に集約するなどのメンテナンスが欠かせないのです。

4.【対人力】を身につける

3 書いてみる

　目的が明確になって構成が決まったら、書き始める段階になります。しかし、やみくもに目的に向かって書き始めると、話が途中で脱線したり、最初は丁寧に書いていても後半で息切れして説明不足になったりします。

　文章を書くにも、山登りやマラソンのように、一定の準備ときちんとしたペース配分をしなければゴールには到達できません。まずは、山の高さや全体の距離を知っておくことが必要なように、文章を書く上では、その内容とともに「文字数」を決めておく必要があります。また、慣れるまでは、いきなり大論文を書くのではなく、能力にあった現実的な文字数で計画すべきです。

文書全体の文字数を決める

　業務文章のほとんどは報告書です。したがって、文字数を決めるのは、どれぐらいの内容をどれぐらいのページ数にまとめるかという話になります。おおよそワープロでA4用紙1枚に文書を作成すると、1,200字（40字×30行ぐらいが一般的です）と考えていいでしょう。報告内容を簡潔に早く伝えることが必要な場合は、報告書はA4用紙1枚以内にまとめるべきです。

　しかし、1,200字の報告書をバランスよくまとめるのは大変な作業です。そこで段落に分けてみましょう。たとえば一段落あたり300字なら4段落で1,200字になります。この1つの段落ごとに、目的や背景、そして結論に至るような、それぞれのテーマを決めて、300字以内で1つのテーマを書くのです。300字で書ききれるように、1つのテーマに絞って無駄を省いたコンパクトな文章を作るのです。すると、絞り込まれたテーマが各段落の「見出し」になるので、見出しだけで文章の概要が理解できることになります。

段落ごとにテーマを決める

```
┌─────────────────────────────────────────┐
│  タイトル（問題を解決する場合の例）       │
│                            所属や氏名     │
│                                          │
│  見出し（目的と背景）                    │
│    本文 _____         │
│    _____              │
│                          (300字)。        │
│                                          │
│  見出し（現状の課題）                    │
│    本文 _____         │
│    _____              │
│                          (300字)。        │
│                                          │
│  見出し（課題を克服する方法）            │
│    本文 _____         │
│    _____              │
│                          (300字)。        │
│                                          │
│  見出し（結論と今後の課題）              │
│    本文 _____         │
│    _____              │
│                          (300字)。        │
│                                          │
│                              以  上      │
└─────────────────────────────────────────┘
```

　文章を書くために費やせる時間には限りがあります。推敲を重ねて文章の質を高めることも大事ですが、決められた期限で仕上げることも大切です。

　文章を書く際に、この時間の意識をもつことは、効率を前提として明確な目標を決めることでもあります。限られた時間で、最低限ここまでのレベルでこれを伝えるという内容を絞り込み、それをわかりやすく記述していくのです。

　「いつまででもかまわない」という仕事はありません。仕事として必要ならば、必ず期限が定められるべきなのです。仕事として文章を書くならば、めざすゴールまでどれだけの時間をかけるか考えなければならないのです。

期限を決め、目標を決める

4 基本的なレポート

　文章は、その内容がよくても、わかりにくければ誰も読んでくれません（あるいは読ませる上で大変な苦痛を強いることになります）。報告書などは「短時間で」「確実に」相手に情報を伝えることが大切です。そのためには「わかりやすさ」が不可欠になります。したがって、レポートでは、まず事実関係を明らかにし、作文や感想文のような個人の思いやそのときの気持ちは、後回しにするべきです。

> **レポートは感想文ではない**

　業務報告は上司への報告ですから、簡潔に記す必要があります。わかりにくい文章では仕事の能率に悪影響が出ます。また、上司には報告を受けた時点で責任が発生します。後から問題が起きても「知らなかった」では済まないので、「わかりやすい」報告を必要としています。
　報告する相手が忙しいほど、短時間でわかりやすい報告が要求されるのは当然のことです。たとえば、30分で理解できる文章の限界はせいぜいA4用紙1枚です。A4用紙1枚でまとめられなければ、それはまだ無駄が多いか、そもそも報告書で済む問題ではないかのどちらかになります。

> **簡潔に！　A4用紙1枚が基本**

　書くべき内容について、その構造を少し掘り下げてみましょう。一般的な問題解決の報告を考えて、その構成は「目的と背景」「現状の課題」「課題を克服する方法」「結論と今後の課題」としておきます。

(1) 目的と背景
　まず、どんな背景で何が起こったのかという状況を説明する必要があります。次に、その問題を解決するために、何をするのかを明確に示します。冒頭で問題と解決方法が明確に示されていれば、読み手は必然的に結果が知りたくなります。

（2）現状の課題

誰かがケガをしたとか物が壊れたといったアクシデントを含めて、何が問題なのかを明確に示さなければ、言いたいことは伝わりません。問題の原因が多々あれば、ここで整理します。その際は、論理的な思考力（p.8）を活用しましょう。

（3）課題を克服する方法

背景と原因が特定され課題が明らかになれば、8割は解決しています。読み手も、頭の中で問題の解決方法を探っているはずです。そこで、ベストな解決方法を具体的に説得力をもって示すことで、「なるほど」という賛同を得ましょう。

（4）結論と今後の課題

最終的に何をどうすればいいのかという結論をはっきりさせます。すべてが解決していればそれを簡潔に説得力をもって示します。しかし、部分的な解決や暫定的な対処方法となった場合は、残された課題も示します。何が解決して、何が残されたのかを明確にすることが重要なのです。

状況の説明に始まり明確な結論で締めくくる

問題解決の方法に十分な説得力がない場合には、原因の特定が間違っていることが少なくありません。そのような場合は、一度原因の究明に立ち返る必要があります。

看護現場の複雑な状況は、それだけ多様な要因が絡み合っているのです。たとえば、特定の院内感染は、「その原因を取り除く」という解決方法が圧倒的な効果を発揮します。一方で、患者満足度が低い理由は、考え出すと際限なく、無理に原因を1つに決めつけると、解決策を見失ってしまいます。

このように原因が特定できない場合は、あらゆる可能性を示しておくことも大切です。あなたが報告する情報によって、次の人のよりよい判断が導かれるわけです。原因を特定することだけにこだわって、総合的な判断を見失うことのないように気をつけましょう。

安易に原因を決めつけない

5 見直す作業が質を上げる

　文書を作成したら「必ず」見直しをしましょう。最初にチェックすべきポイントは全体の体裁です。見た目の印象で「できる」と思わせる文書かどうかが決まります。一般的な文書はスタイルがほぼ決まっていますから、日付や宛名の位置は一度覚えておけば大丈夫です。ビジネス文書の文例集は、さまざまな書籍が発売されていますので、一冊は手元に用意しておきましょう。

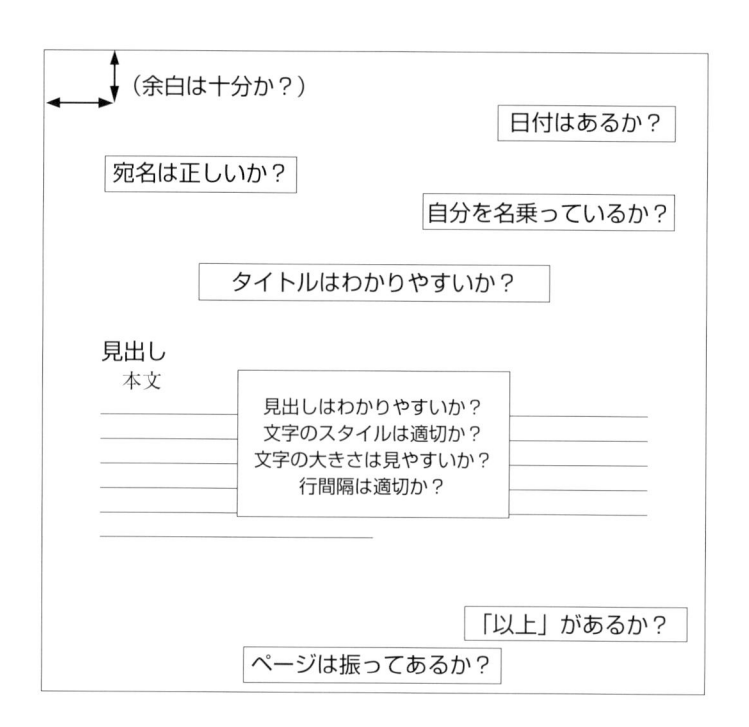

```
（余白は十分か？）
                                    日付はあるか？
    宛名は正しいか？
                            自分を名乗っているか？
         タイトルはわかりやすいか？

  見出し
     本文
            見出しはわかりやすいか？
            文字のスタイルは適切か？
            文字の大きさは見やすいか？
            行間隔は適切か？

                              「以上」があるか？
                  ページは振ってあるか？
```

　次に、その文書が読みやすいかが大切です。ここが対人力を問われるところです。小さな文字ばかりだと、特に年配者は、読む気も失せてしまいます。パソコンの文書作成ソフトでは、文字サイズが初期設定で、10.5ポイントに設定されていることが多く、文字としては若干小さめになります。また、1行の文字数や、行間のスペースによっても、読みやすさは大きく異なってきます。

全体的に見やすいか

全体の体裁が整ったら、次は内容の見やすさです。最も重要なのが「タイトル」と「見出し（さらには小見出し）」です。段落ごとに、適切な見出しが、見やすい文字（ゴシック体、太字など）で並んでいることが大切です。よい文書は、タイトルと見出しだけであらすじがわかります。

そして、次は文章の意味が通っているかを確認します。前半で「…について述べる」といいながら、後半で何も述べていなかったり、前半で否定しているのに、結論で肯定している場合は書き直しが必要です。また「下記のように…」と述べる場合は「記」として、その内容を箇条書きで示します。

文章の意味が通っているか

次に、誤字脱字はないかをチェックします。外部に出す書類にミスがあれば、自分だけではなく、組織全体が信用をなくします。大切な文書であれば、他人に見てもらうことも効果的です。自分で書いた文章を自分でチェックすると、どうしても読み込んでしまい間違いに気がつかないからです。

また、記入漏れのチェックも不可欠です。たとえば「勉強会の案内」という文書を作成したら、必ず「日時」「場所」「内容」「連絡先」などを忘れてはなりません。外部に配布する場合は「案内図」も必要でしょう。その文書を受け取った人が必要とする情報を考えましょう。

誤字脱字・記入漏れはないか

倫理的側面でのチェックも大切です。プライバシーの問題も大切ですが、文書を読んだ人が不愉快にならない配慮は、基本的なマナーです。注意を喚起する文章などネガティブな表現を使う場合には、特に気をつけましょう。

不適切な表現はないか

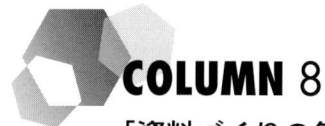

COLUMN 8
［資料づくりの気配り］

　文書が完成したら、必要部数コピーして配布することになります。説明に使う場合もあるでしょうし、報告として読んでもらう場合もあります。したがって、できるだけ読み手に負担をかけないように、気配りが必要です。

　複数枚に及ぶ文書には、必ずページ番号を付けましょう。ページ番号をうつ場所は統一されていれば用紙の「右上」でも「下中央」でも構いません。また、その文書の枚数がわかるように、10枚の資料のうち5ページ目であれば、単に「5」という数値だけでなく、「(5/10)」とするほうが親切です。

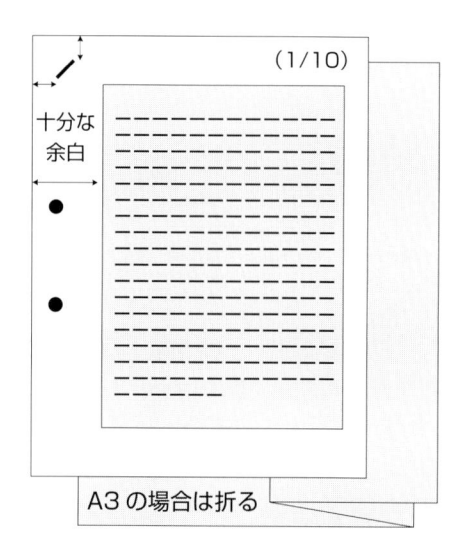

（1/10）
十分な余白
A3の場合は折る

　さらに、文書を綴じる場合は、左上の隅（横長の書類でも同様です）に、十分な余白を取って、一か所、斜めにホッチキスで留めましょう。斜めのほうがページをめくった際に破れにくいからです。

　最終的に、ファイルする必要がある書類であれば、配布する段階から、左側に十分な余白をとって、2つ穴をあけておきます。また、大きな表などは、A3用紙で準備して、これをA4サイズに折って添付しましょう。

　内容も大切ですが、気配りのされた文書であれば、受け取る側も気持ちがよいはずです。自分の考えを伝えるために、小さな配慮が大きな効果をもたらしますし、逆に、折角の内容が、配慮を欠いたばかりに誤解されることもあるのです。

ブックガイド ❺ わかりやすい文章を書くための3冊

文章力の基本
阿部紘久　著
日本実業出版社、2009年

　読みやすい文章のテクニックが網羅されています。正しい述語の選択、句読点の打ち方、助詞や受け身の正しい用法など、基本的なことでも誤用している場合があり、自分の悪癖のチェックもできるのでオススメです。

「超」文章法
野口悠紀雄　著
(中公新書) 中央公論新社、2002年

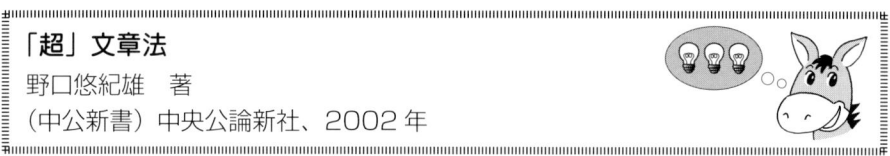

　この本のメッセージそのものが、文章は「メッセージが八割の重要性をもつ」という内容です。主旨が一貫しているため、多々ある「書きかた本」のなかでは群を抜いてわかりやすい内容です。

社会学評論スタイルガイド
日本社会学会編集委員会
(http://jss-sociology.org/bulletin/guide/)

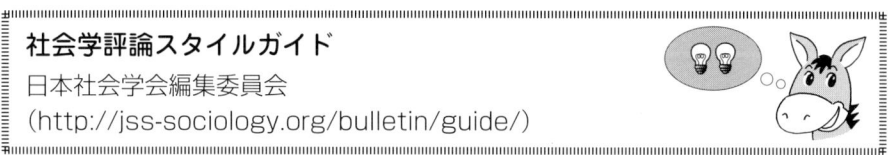

　日本社会学会の投稿規定です。書籍ではありませんが、日本語で論文を書く際、すべての問題がこれで解決します。基本的に投稿する学会の規定にしたがいますが、その規定が曖昧な場合は、これが参考になります。

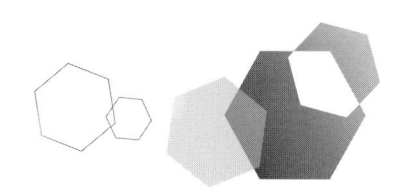

6 電子メールとFAX

　今や電子メール（以下「メール」と称する場合は、電子メールを指します）は欠かせません。ここにも伝えやすくするためのポイントがいくつかあります。それでメールの好感度は大きく変わります。
　まず、メールを受け取る相手の状況を考えてみましょう。いつでも送信できて、相手は都合のよい時間にみることができるというのが、メールの大きな特徴です。受信した瞬間に文書を見ることができますし、忙しいときは後からゆっくり見ることができます。さらに、メールで送られてくるデータは、保存や検索が手軽にできて何度でも再利用できます。
　これだけ便利ですから世の中では大量のメールがやりとりされています。迷惑メールも含めて1日に何十件もメールが届く人も少なくないはずです。つまり、メールは手軽で実用的だからこそ、簡潔に用件のみを伝える必要があるのです。過剰な時候のあいさつは必要ありません。さらに、タイトルもわかりやすくしておかなければ、多くのメールに埋もれてしまいます。「こんにちは」とか「お願いします」というタイトルでは、中身の判別がつきません。「至急」というのも実はメールではあまり意味がありません。いつ読まれるかは相手次第ですから、緊急の用件であれば電話で直接伝えるべきですし、重要な話であれば直接会って話すのがビジネスの鉄則です。単にメールを送っただけでは「この件について、簡単にお知らせしておきますので、お時間のあるときに目を通してください」という意味でしかないのです。

> **メールは簡素に用件のみを伝える**

　ほかにもいくつかの見やすさの工夫が求められ、それにはメール独自のルールもあります。

4.【対人力】を身につける

```
件　名：◇◇に関する照会の件  [タイトルはわかりやすいか？]
宛　先：hogehoge@hoge_hospital.or.jp
本　文：
                          [宛先は正しいか？]
□□病院　看護部
　　○○　○○様

こんにちは。この度は大変お世話になります。

早速で恐縮ですが・・・────────
──────────────────
・・・をおこないたいと考えています。
                    ◀
つきましては、◇◇に関しまして・・・────
──────────────────
──────────────────
──────────  。    [空白行を入れて
                    ◀    見やすくしているか？]

以上、よろしくお願い申し上げます。
──────────────────
△△病院　看護部
　◆◆　◆◆  [自分を名乗っているか？]
e-mail : piyopiyo@piyo_hospital.or.jp
Tel : 03-××××-××××　Fax : 03-××××-××××
```

(1) 空白行を入れる

　日本語には、段落（改行後）の文頭は一字分空白をあけるという「字下げ」のルールがありますが、これはメールでは不要です。見やすさからいうと「字下げ」よりもむしろ、段落ごとに「空白行」を入れるほうが効果的です。メールはモニター画面を上下にスクロールさせて見るので、紙に記された文字を目で追う状況と違って、文字自体が縦に流れていきます。したがって、字下げよりも目立つ空白行を入れるほうが見やすいのです。

(2) 改行を考える

　近年では、送られてきたメールを転送して、さまざまなアプリケーションで見る機会が多くなっています。フリーメールに転送してブラウザで閲覧する場合や、スマートフォンのメールアプリで閲覧する場合など多様です。中途半端な改行が、文章全体のレイアウトを崩してしまうこともよくあります。閲覧の状況を考えると、特別な場合を除いて、改行はメールソフトの自動改行機能に任せて問題ありません。どうしてもレイアウトが大事な文章であれば、ワープロで作成した後に、PDFファイルとして保存してメールに添付しましょう。

(3) 署名は簡素に

　メールの最下部に、自分の名前や連絡先を記入します。これはメールソフトの設定で「署名ファイル」として登録すれば、自動的に挿入されます。メールの個性が出る部分でもあります。ただし、あまり過剰な飾りを付けて個性的にする必要はありません。本文をコンパクトにまとめてあるのに、署名ファイルが長々としていては本末転倒です。

　この署名ファイルは、合理的には名前だけでいいのですが、紙に出力して持ち歩く場合などを想定したら、所属、氏名、電話番号、メールアドレス程度は記載しておくべきです。

(4) メッセージアプリの活用

　スマートフォンの普及によってメッセージアプリを利用している人も多くなっています。やりとりも軽快で対話形式で履歴が残ることからも大変便利で人気です。組織内の連絡に使うことも増えていますが、その場合はしっかりと利用ルールを決めておく必要があります。また、現状では身内の情報ツールという位置づけが強いので、対外的な連絡にはオススメできません。

メールの特性を知って見やすさの工夫をする

　見やすさ以外にも注意すべきことがあります。メール独特の気をつけなければならない点もいくつかあります。

(5) メールアドレスも個人情報

　メールアドレスは立派な個人情報です。当然、見ず知らずの人に公開されてほしくはないものです。通常の業務のメールでは、同じ文書を関係のない人たちに送信することはありません。ところが、例外があります。「引っ越しました」「アドレスが変わりました」などというあいさつのメールを、自分の知人全員に送信しようとする場合です。「宛先」または「CC（カーボンコピー）」の欄に自分の知人たちのアドレスを大量に入力してしまうと、その全員にお互いのメールアドレスが公開されてしまいます。面倒でも1人ずつ送るか、「BCC（ブラインドカーボンコピー：他人に宛先が見えない）」を利用しましょう。

(6) 不要な添付ファイルは避ける

　受信環境は人によって異なります。高速の接続で、大きなファイルも簡単に受信できる人もいるでしょう。しかし、出張先で携帯電話を使って受信している人もいます。そんなときに、大きな容量のファイルを送信されたら大変迷惑なことになります。大きなファイルの添付には、細心の注意を払いましょう。

(7) セキュリティ対策は常識

　パソコンやスマートフォンには、しっかりとセキュリティ対策（ウィルス対策ソフトの導入など）を講じておきましょう。ウイルスに感染したメールを配信すると、受信者に迷惑をかけるだけでなく、組織内の重要な情報が失われたり、危険にさらされることもあります。そのほかにも、SNSを通じた機器の乗っ取りや、チェーンメールにも騙されないように気をつけましょう。怪しい友達申請は受けないように、また、見慣れない添付ファイルは開かないよう、皆が注意する必要があります。

(8) FAXにも特性をふまえた配慮が必要

　メールの普及によって、FAXを送受信する機会は減ったとはいえ、まだまだ重要な通信手段です。FAXに関しても送信のマナーがあります。メールと大きく違う点は、必ず出力されるということと、その出力が紙であることです。

　つまり、受信者は紙を消費するというコストがかかっているのです。送信する際には、その点を考慮して極力枚数を少なくするか、無駄な表書き（送り状など）は使わないようにしましょう。また、紙詰まりや紙切れという受信者側の機器に由来するトラブルも多いのも現実です。FAX番号を間違って、送信したはずが送られていないということもあり得ます。それだけのリスクを常に理解した上で利用する必要があります。

> **FAXを送信する場合も受信者への配慮をする**

　このように、コミュニケーションの手段としてメッセージを届けるということは、相手にどこまで配慮できるかという点にかかっています。伝わらなかった場合に困るのは自分であり、伝わらない責任も自分にあります。情報を発信する側が、常に細心の注意を払う必要があるのです。

7 プレゼンテーション

　業務のなかでは報告書を提出するだけでなく、これを説明・発表する場が設けられることがあります。書くこと、伝えることの集大成が、プレゼンテーションです。このプレゼンテーション時に工夫するポイントもあります。

　その1つが「見せること」です。当たり前のようで、気がつかないことも多いようです。たとえば、文字の大きさです。配布用の文書作成の場合は、文字サイズは12ポイント程度で十分ですが、プレゼンテーションソフトなどを用いてプロジェクターで見せる場合には、最低でも24ポイントは必要です。

---

1. プレゼン用スライド（36pt）

■小見出し、その1（28pt）
　▶項目1：大事なことは箇条書きに（24pt）
　▶項目2：文字はできるだけ大きくする

■小見出し、その2
　▶項目3：一目で理解できるポイント
　▶項目4：過剰な装飾は逆効果

項目を説明していけば、プレゼンが構成される
最後に総括的なポイントを整理して結論づける

2007/XX/XX　　　　日付、タイトル、ページ番号も忘れない　　　　1

　カラーの場合は、そのまま印刷して配布する（ハンドアウト）ことも考えて、白黒印刷にしてもわかりやすい配色を心がけましょう。

　項目や見出しは、1ページあたり3つが限度と考えてください。人間の頭で一度に比較対象として把握できるのが、せいぜい3つだからです。

> **見せることを強く意識する**

パワーポイントなど、プレゼンテーション用のソフトを利用すると、スライドの下に「ノート」を作成することができます。スライドに書ききれない情報を、ノートに書いて配布すれば、聴衆はメモを取る必要がなく話に集中してくれます。

　また、見出しや項目はわかりやすいものでなければなりません。そして、1つひとつの項目を丁寧に解説しましょう。20分の発表に30枚もスライドを用意する人がいますが、それでは聴衆はついていけません。スライド1枚につき、最低1分、できれば3分から5分ぐらいを目安にすべきです。20分の発表なら、表紙を入れて10枚を越えることはありません。自分の時間ではなく相手の時間に合わせて、集中して聞いてもらう配慮をするのです。

聴衆が集中できる配慮を

　プレゼンテーションソフトには、文字が飛び出してきたり、点滅したりと、さまざまな機能（アニメーション機能）があります。項目を順番に見せるために、段階的に文字を出す程度なら、効果的かもしれませんが、あまり凝った動きにすると、かえって気が散って逆効果になります。また、背景のイラストが文字と重なって読みにくい場合なども考えものです。文字だけではつまらないかもしれませんが、理解のためには、何事もほどほどにするべきです。

過剰な装飾は逆効果

　丁寧なプレゼンテーション資料を作成しても、言い足りないことや、補足すべきことは必ず出てきます。それらは無理に詰め込まずに、潔く切り捨てるか、添付資料として別に渡しましょう。

本筋以外は添付資料とする

COLUMN 9
[プレゼンテーションの技法]

　プレゼンテーション（以下プレゼン）は、文字情報よりも視覚効果が重要です。細々した数値を口で説明するよりも、図を使ったプレゼンが効果的です。
　一般的には、量の比較を示す場合には「棒グラフ」、割合を示す場合には「円グラフ」、そして時系列的な変化を示す場合には「折れ線グラフ」を用います。これらは論理的に選ばれるべきもので、間違って使用してはいけません。たとえば、病棟別の入院患者数を示すのであれば「棒グラフ」です。また、入院患者の年齢構成を示す場合は「円グラフ」になります。そして、病棟別の平均入院日数の短縮の推移を示すのであれば「折れ線グラフ」です。

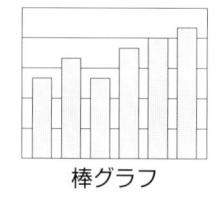

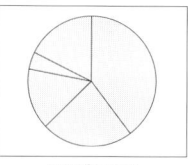

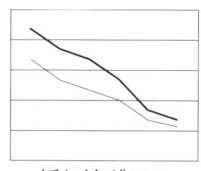

棒グラフ　　　円グラフ　　　折れ線グラフ

　この場合、表計算ソフトの機能を使って、立体的な三次元のグラフにすることも可能ですが、立体にすることによって、かえって正確な情報が伝わりにくくなることもあります。特別の理由がない限り，二次元でシンプルに示すべきです。
　また、上記のような定量的な図表ではなく、概念的な考えを図示する場合には、これを多用せず、1回のプレゼンで1つだけにするように心がけましょう。そのほうがインパクトも強く、説得力もあり、記憶にも残りやすいからです。
　このような効果的なプレゼンテーションの資料が完成したら、これをわかりやすく説明する必要があります。説明には、常にアクセントを付けると効果的です。一通り説明が終わったら、そこまでで大事なポイントを、再度説明するなどの工夫です。発表者とは違って、聴衆は予備知識がないばかりか、聞き漏らすこと、中座する場合もあります。適当な間隔で、そこまでの復習という形をとっておけば、より多くの聴衆に理解してもらえますし、丁寧な印象も与えることができます。また長時間の発表の場合には、今の説明が、資料のどのあたりを指しているかという説明があると聴衆は混乱しません。
　このような気配りは、自分が聞く立場になると気がつくものですが、実際に自分が発表する段階になると忘れがちです。常に聞く立場で資料を作り、（時間内におさまるように）十分な発表練習もしましょう。

4.【対人力】を身につける

part 5 看護実践現場の事例からイメージしてみる

事例 1 組織のなかで仕事をすること

　ここでは看護現場で遭遇する事例から、専門職業人として新たな視点で自分自身の仕事を作っていくためのヒントを探っていくことにします。

中堅看護師 A さんの話

　「うちの病院はいろいろな点でまだ遅れていると思います。クリティカルパスの整備もやっと全科で終わったところです。それ以外にも不十分な点がたくさんあります。」

　そう話し始めた A さんは、関東の中規模都市にある病床 400 床の病院の外科病棟に勤務しています。彼女は、関東近郊の看護大学を 1 期生として卒業し、首都圏の大学病院で 4 年間勤務した後、結婚して転居、現在の職場に勤めることになりました。臨床経験は今年で 9 年になります。

　「最初は大学病院との違いに戸惑うことが多かったのですが、基本となる患者さんへの看護は同じですから、そこだけは誰からも納得してもらえるように、実践を大切にしたいという気持ちでやってきました」と、看護実践への思いを語ってくれました。彼女には、管理職になってほしいという話もあったそうですが、患者に直接かかわっていたいという思いが強く、断ってきたそうです。

　「私のやりがいはやっぱり患者さんとのかかわりなのだと思います。直接、よい看護を提供したいという気持ちが基本です。専門領域の看護を深く追求するというのもあるのでしょうが、私は専門領域を狭く限定するということにはあまり魅力を感じなくて…手術から回復していく人を支えていくというかかわりにとてもやりがいを感じてきました。」と A さんは看護への思いを語りました。

　「今は中堅といわれる年代になってきて、自分でも微妙な時期だと思っています。立場として後輩や学生を指導するよう期待されているのは理解できますが、直接に看護することにこだわってきたせいか、私はとにかく指導するのは苦手です。特に今は、学生だけでなく新人もほめて育てないといけないと言われますよね。頭では理解できるのですが、心情的に納得いかないというか、看護という仕事の責任を考えると、もっと厳しく教育すべきではないかと感じることが多いです。専門職としていいかげんな実践は許されるべきではないと思います。」

　「最近は、私が提案することがそのまま決まって、病棟のみんなが自分から意見を言わないで他人任せなんです。協力はしてくれるんですが…もっと自発的な態度を身につけてほしいんですけど」

C師長の悩み

　「彼女は、やる気もありますし、熱心に看護に取り組んでくれている人です。実践能力は抜群です。でも、それが他人、特に他のスタッフへの厳しさにつながるのか、ちょっと難しいところがあります。プリセプターのサポートをやってもらっても、Aさんのプリセプターは必ずと言っていいほどついていけなくて潰れてしまうのです。」Aさんの所属病棟のC師長は話を続けました。

　「看護実践能力は非常に高く、患者さんからの信頼も抜群です。その一方で医師やベテラン看護師に対しての指摘は厳しく、時には激しい非難の言葉を浴びせることもあります。言われる側はAさんから正論で攻撃されるので余計に苦痛を感じるようで、これまでベテランの看護師や医師から、一緒にやっていくのは正直きついと何度も言われました。」

　「もう少し言い方を考えないと、せっかくのよい指摘が伝わらないと彼女に注意していますが、自分は間違ったことは言ってない、そんなご機嫌をとるようなことは必要ない、と言うのです。私はもともと内科系で勤務してきたので、Aさんにとっては、現場の看護に関しては自分のほうが圧倒的に優れているという自負があるんだと思います。本当に患者さんにはよいかかわりをしてくれるので、組織全体をとらえて仲間と一緒に仕事をしていくという考え方ができるといいのですが、なかなか難しいですね。」

①一人だけでなんとかしようとしない

　そもそもC師長はAさんと十分な対話ができているでしょうか。自分の考えがAさんに伝わっていないという点では、コミュニケーションが不足しています。まずは、組織の視点をAさんに伝え、理解してもらいましょう。その際には、伝える内容と同時に伝え方が重要です（34ページ）。

　師長だけで対応することが難しい場合は、看護部長や他の病棟の師長にも相談しましょう。一人で問題を抱えたまま、放置しないことが大切です。似たような経験をしたことがある人がいるかもしれませんし、誰かが効果的な方法を知っている可能性もあります。

　また、これが組織的な課題である場合もあります。対話による解決が難しい場合は、根本的な原因の追求や組織の風土の見直しといった、さらに深い部分への働きかけが必要になります（37ページ）。特にプリセプターが潰れるという原因が、本当にAさんだけにあるのかは慎重に検討すべきです。コミュニケーション不足が、組織的に蔓延している場合は、他の師長と連携した積極的な対応も考えなければなりません。

②強い個性の個人を組織全体でいかす

　Aさんのよい面も積極的に評価できているのですから、これをもっと活用する方向を考えていいはずです。チームにとって、さらには患者にとって、何がよいのかを考えつつ、Aさんの能力をいかす方法を考えていきましょう。ここには2つの考え方ができます。

　1つは、Aさんの高い看護実践能力をいかすという視点です。たとえば、Aさんにより高い専門性を身につけてもらい、リソースナースとして活躍してもらうなどです。自らの組織の強い部分を伸ばしながら、逆に弱い部分は補っていくために、Aさんの高い能力を活用していけば、本人のモチベーションも高まり、それが結果的に、周囲のスタッフにもよい影響を与えます。

　もう1つは、Aさん自身にも組織の視点をもってもらうことです。Aさんにとって、患者へのサービスが第一であるという考え方は譲れない様子ですから、より深く「何が患者さんにとってよいのか」を今一度考えてもらう機会が必要です。Aさんが一人で24時間サービスを提供できない以上は、チームでよりよいサービスを提供するという視点をもってもらわなければなりません。

③外部の知識を活用する

　Aさんのような事例は、どこにでもあることです。したがって、どのような対処方法があるのかを、広く調べてみるといいでしょう。「できない」「困った」で終わらせるのではなく、それを解決するために、何をすればいいのかを考え行動することが大切です。部下の指導のポイントなどについては看護関連の書籍に限定せず、一般のビジネス書も広げてみましょう。

　人を活用するという視点で、新しい知識を探すことや、特徴ある人材の活用を検討してもいいでしょう。現状の課題を、外部の知識の活用によって解決する場合には、先入観を捨てて、あらゆる可能性を探る必要があります。そして、それをそのまま取り入れるのではなく、自分の組織に用いた場合に、どのような問題があるか、あるいは、どこを改善すべきかを考えなくてはなりません。その視点なしに外部の知識を取り入れると、新たな問題を引き起こしてしまいます。外部からの知識の活用とは、それを用いて自らの新しい知識を生み出すことである点を忘れてはなりません。

④枠組みを超える

　この問題はもう少し長い目で見ると、どのような人を育てるべきなのかという点に帰着します。スタッフだけでなく、管理者育成の課題という視点も必要となります。

　さらに、人を育てる教育的な組織とは何かという、より広い検討も可能です。Aさんがプリセプターのサポートをする場合でも、それを組織的にサポートしていく必要があります。つまりチームでAさんの看護業務をサポートしながら、新人を育てていくのです。新人が成長していくことを、Aさんも実感できれば、異なるものの見方ができるようになります。「看護はやっぱり自分が直接やらなくては」という思いにとらわれ続けていては、状況の改善は期待できませんが、新人の成長を実感して、スタッフがサポートしてくれることに気がつけば、Aさん自身の成長にもつながるはずです。

　このように、教育的な組織に変革していくという、既存の枠組みを超える視点も大切です。常に、目の前の現象だけにこだわるのでなく、根本的な問題がどこにあるのかを意識しておく必要があるのです。

事例 2 管理者にしかできない役割を果たす

先の事例は一人の個性的な部下をどのように活用していくかという事例でしたが、次の事例では、上司と部下の双方の価値観の違いによって生じる問題について考えてみましょう。

看護師 B さんの話

「うちの病棟師長のこと話していいですか？」彼女は西日本の地方都市にある公立病院で内科病棟に勤務しています。このところのイライラの原因は仕事のこと、しかも、彼女の上司のことなのだそうです。

「私、とんでもなくストレスを感じるんですが…変なのでしょうか？うちの病棟の師長さんは、すごく穏やかで私たちの話をよく聞いてくれるんです。その前の定年退職した師長さんは、いわゆる昔のタイプの師長さんで、私たちにとってはものすごく怖い存在でした。だから、新しい師長さんは優しくて、いろいろなことが相談できるしラッキーだと、とても嬉しかったことを覚えています。」しかし、どうやらその期待はしばらくすると失望に変わってしまったようです。

「ところがすぐに、えっ？…それって管理職としてどうなのよ？と思うことがいろいろと起こってきました。説明するのがちょっと難しいのですが…、たとえば、何かにつけみんなで相談して決めましょうってことになるんです。師長としてこうすべきという視点がまったくない感じです。師長さんの意見をきちんと提示してくださいと言っても、『それはみんなで相談して力を合わせて決めましょう』の一点張りなんです。そうやっていつまでたってもことが決まらずに先送りされていきます。結局スタートが遅くなりますから、中途半端で混乱しますし、期限も守れません。最初に、こういう方針で行こうと思うがどうか？と提案してくれたらいいのですが、簡単に決まるような単純なことでも話し合っているので、いつまでたっても先に進めません。ああでもないこうでもないと検討することで満足しているんじゃないかと思いたくなります。」

「あまりにもひどいし、自分たちが困るので、いつまでも決まらないようでは師長さんも困るんじゃないですか？と言っても、全員の意見を…ってこだわって、師長が意思決定できないのです。話し合いでみんなの意見を聞きながら決めるというと聞こえはいいのですが、実は判断できないだけじゃないかと思います。結局、決める力のない上司につき合わされて、スタッフはみんな大変なストレスになっています。」

「こんなことなら、厳しくても自分の考えをしっかりと示してくれ、ちゃんと決めてくれる師長がいいです。これって、贅沢な悩みでしょうか？」

5. 看護実践現場の事例からイメージしてみる

D師長のこだわり

　D師長は穏やかな雰囲気の方でした。
　「結局は自分たちで見つけていくしかないわけですから、時間がかかってもやっぱり病棟で働いている全員の思いをしっかりと受けとめて病棟管理にいかすことを心がけています。」その話し方からして、D師長にはこだわりがあるようです。
　「私はスタッフに対する教育的なかかわりとしてコーチングスキルがとても大切だと思っています。これまでの看護管理者はどうかすると自分の意見を押し付けて、英雄型のリーダーシップでスタッフを引っ張っていくことばかり考えていたところが大きな問題だと思います。それではスタッフのやりがいや自発性は育ちませんよね。」D師長は続けます。
　「病棟のなかには、自分で考えることに慣れないので、どうしても指示を受けて仕事をするほうがいいという人がいます。そういうスタッフにも、意見を求めることで、自分自身で考え行動する自発的な仕事の仕方が定着してくると思います。これからはさまざまな形で私たちの看護を取り巻く状況は大きく変化しますから、それに対応できる人材を育てることはとても大切なのです。」

①それぞれの立場で考えることがある

　Bさん、D師長、双方の言い分は筋も通っていますし、考えがあってのことです。しかし、このままでは、双方がストレスをため込んでしまいます。
　Bさんは、D師長に対して、じれったく思っているようですが、もう少し多様なものの見方ができないかという点が感じられます。つまり「簡単に決まるような単純なこと」に思えることでも、見落としている点があるのではないかという疑問をもたなくてはなりません。これは看護師が患者をみる視点と同じで、多面的にアプローチする必要があるのです。おそらく、Bさんのような姿勢では他者の意見も、素直な気持ちで聞くことができなくなっている可能性があります。
　一方、D師長の自ら判断して、実践できるような教育的な組織をつくりたいという気持ちはよくわかります。しかし、すべての決定をスタッフに任せているようでは、リーダーとして問題です。リーダーには、大きな方向性を示しつつ、人々を導いていく役割があります。スタッフの自発的な気づきを促す環境を、リーダーがつくってあげることが重要なのです。方向性を定めた上で、みんなのアイデアを積み重ねていくように配慮する必要があります。

②臨機応変に対応して効率を上げる

　もう1つ、時間の問題があります。どの仕事にも必ず期限があり、その期限を考慮して、意思決定、実践を行う必要があるのです。
　この大切な時間感覚が現場にいかされるには、話し合いの段階で、「それは、いつまでにやり遂げなくてはいけないのか、またその計画で期限内にできるのか」という視点がなければなりません。Bさんにはその点がまだ、自分たちが取り組むこととして受けとめられていないようです。もし、期限が守れないなら、話し合いで出した結論が不十分だったと反省するべきです。
　同時に、実践の中で常に反省しながら、行動を修正していくという考え方も大切です。その場その場で判断して、臨機応変に対応するには、観察力と判断力も必要です。D師長はスタッフに教育の一環として判断の機会を意図的に与えていく必要があります。英雄型のリーダーはこのチームには不要ですが、コーチとしてのリーダーには、よりきめ細かな対応が要求されます。
　このように業務効率と教育的配慮には対立する要素が含まれてしまいます。しかし、スタッフに判断能力が備われば、業務効率は飛躍的に向上します。

③安心と信頼をつくる

この事例で、一番の問題はスタッフであるBさんに不信感が生まれていることです。このような不満はBさんだけではなく、組織全体に広まっている可能性があります。そのような状況では、たとえ議論をしても、創造的なアイデアは生まれてきません。組織には、安心と信頼の醸成が不可欠で、それぞれの立場を尊重しながら、自由に意見を出し合える環境が大切です。

このような不信感が広まることを避けるのは管理者の役割です。お互いが信頼し合い、積極的な組織ができれば、管理者の仕事量は大幅に減少します。

そのために、しっかりとした説明と理解を得ることが大切です。毎回みんなで相談し合うことを大切にしたいのであれば、そこで、もっと多様な意見を求めているという管理者自身の思いを率直に告げるべきです。

さらに、そこで出た結論を実践することも、自分たちの責任であることをスタッフに理解させておく必要があります。一人ひとりが責任をもってかかわるという前提があればこそ、真剣に議論にも参加できるはずです。そのような雰囲気づくりをすることが、管理者としての最大の役割なのです。

④組織全体を高い視点からとらえる

このように管理者の役割とは、細部にこだわることではありません。むしろ高い視点から、組織全体を見渡す能力が必要なのです。常に目の前の問題に気を取られて、何とかそれを解決しようと思えば、組織的な視点は失われがちです。

そのためには、スタッフにできることはできるだけ任せるというエンパワーメントが欠かせません。それぞれの立場で、それぞれの経験をいかしながら、意思決定のチャンスを与えられれば、スタッフも成長します。判断力とはそのようにして育まれるものなのです。

つまり日常的に、スタッフに判断の機会を与えられる教育的な組織をデザインすることが必要なのです。これは大きな組織改革だけではありません。プリセプターの方法を少し工夫してみるだけで、組織のありようは大きく変わっていきます。また、リーダーが新しいビジョンで方向付けをすることでも、違ってくるはずです。だからこそ、組織全体を高い視点からとらえる能力が欠かせないのです。しかし、そのような能力は一朝一夕に身につくものではなく、日頃の自己認識力と鍛えられた思考力に加え、効果的な対人力が統合されてはじめて実現するのです。

おわりに

　本書は、すべての看護職が身につけておくべき能力のなかでも、もっとも基本となるビジネススキルに焦点をあてています。これからの時代に求められる専門職業人としての看護職とは、職種の壁を越えて課題に取り組むことができ、同時に、結果を出せる人材です。そのためには、看護実践能力という看護を基盤にした能力とともに、組織で活躍するビジネスパーソンとしての基本的な能力が不可欠となるはずです。

　ビジネススキルをまとめた使いやすい書籍、すなわち、さまざまな現場で活躍する看護職が共通して身につけておくべき、専門職業人としての基本的な知識や態度、心構えをわかりやすく示した書籍ができないだろうか。それが本書のスタートでした。看護実践現場をフィールドとしたコンサルティング、調査研究などからも、その思いは確信に変わっていきました。組織人としての基本的な仕事のやり方を具体的に解説した実用的な書籍は、その必要性が言われながらも、本当になかったのです。

　本書でもっとも大切にしたことは、すべての看護職に必要な知識を、忙しいなかでも活用できる使いやすい形にパッケージすることでした。「シンプル」かつ「印象的に」という本書全体を通してのコンセプトは、ともすれば拙速な議論や断定的な結論という印象を与えてしまうかもしれません。それでも、「仕事で結果を出せる看護師」として力を発揮する上で、私たちが必要だと思ったことが看護実践の現場で少しでも役に立つならば、これ以上の喜びはありません。

　本書は、多くの方々のアドバイスとサポートのおかげで完成することができました。ここに改めて、私たちを支えてくださったすべての皆さんに心からの感謝を申し上げます。

北浦暁子・大串正樹

索引

acknowledgement　92
FAX　121
I メッセージ　97
You メッセージ　97

あ行

あいさつ　28
アイデアメモ　74
アウトプットコミュニケーション　10, 77
アクティブリスニング　88, 90, 97
　——の練習　91
アクノリッジメント　92, 93
新しい知識を得る手段　70
あなたメッセージ　97
イメージトレーニング　90
因果関係　36, 37, 38
インターネット　70
インプットコミュニケーション　10, 77, 86
エレベータートーク　80
円グラフ　124
エンパワーメント　135
大見出し　110
折れ線グラフ　124
「思い」と「思い込み」の違い　68

か行

解釈の仕方　77
階層組織　60
書くべき内容　114
看護者に必要な能力の全体像　3, 4

看護者の倫理綱領　26
看護職の業務　27
管理者の役割　135
聴くための環境　89
聴くための姿勢　89, 90
聴くための準備　89
記述のポイント　106
基礎力　4
期待理論　102
教育的な環境　58
業務文章　112
業務報告　114
グループディスカッション　101
　——のやり方　100
結果責任　26
原因　36
検索方法　48
コーチング　92
ゴール　101
交絡因子　37
個人の限界　52
小見出し　110
コミュニケーション　10, 28, 53, 78, 87
コミュニケーション環境　58
コミュニケーション能力　76
コメント　98
コメント力　98
根拠　43, 44

さ行

時間の限界　52
事業部制組織　60

思考力　4, 8, 32, 62, 64, 66, 71
自己概念　12
自己認識力　4, 6, 7, 12, 14, 18, 19, 22
仕事の意味　24
習慣的なプロセス　68
情報　51, 80
　——の共有　56
　——の特性　56
情報リテラシー　48
職能別組織　60
自律　27
資料づくりの配慮　118
人脈　29
信頼　68
垂直的分業　56
水平的分業　56
ステレオタイプ　65
すり合わせ　83
積極的傾聴　88
説得力　42, 45
説明　80
説明責任　26
セルフマネジメント　6, 7
先入観　65
専門職　26
　——としてのコアスキル　4, 5
相関関係　36, 38
総合力　50
創造的思考力　8, 9, 62, 63, 72
組織　25, 34, 56
　——での仕事　53
　——のパフォーマンス　51
　——の方向性　56
　——全体の計画　58
　——全体の戦略　58

た 行

対人力　4, 10, 71, 76, 84
タイトル　110, 117
対面コミュニケーション　84, 85, 92
　——のトレーニング　85
タスクフォース　60
多様性　54
多様な視点　54
短所　17
段落　112
チームのメリット　54
長所　17
調整の方法　58
伝え方　34
伝えるべき内容　34
強み　16
体裁　116
ディスカッション　100, 101
　——の成果　101
　——のやり方　100
電子メール　105, 120
動機づけ—衛生要因理論　102
動機づけ要因　102

な 行

内発的動機づけ　102
二要因理論　102
認知的不協和　65
ネットワーク　29, 71
能力　52

は 行

ハーズバーグ　102
発想法　72
話し手との距離　89

ビジョン　82
ファシリテーター　100
ブレインストーミング　72
プレゼンテーション　122
　──の技法　124
プロジェクトチーム　60, 82
プロジェクトの実施　83
プロジェクトの成功　82
文献　70
文書　104, 106, 107
文章　114
　──の構成　108
棒グラフ　124
報告書　106, 112, 114
保健師助産師看護師法　27
ポジティブフィードバック　96, 97, 101
　──の基本パターン　98
ほめる　92

ま 行

マズロー　102
マッピング　101
　──によるディスカッション　73
マトリクス組織　60
マネジメント　51, 58
マネジメントスキル　2, 5
見出し　117

メール　120
　──の書式　120
メタ認知　6, 12, 13, 18
メッセージの意味　77
メラビアンの法則　79
目次　110
目的　82
目標　82
文字数　112
モチベーション　20, 102
モチベーション理論　102

や 行

やる気　102
弱み　16

ら 行

リーダー　134
レポート　114
連結ピン組織　60
論理　32
論理的思考力　8, 9, 62

わ 行

私メッセージ　97